高等院校医学实验教学系列教材

组织学与病理学实验教程

主　编　张雅青
副主编　甘红云

科学出版社

北　京

内 容 简 介

本书依照国家医师资格考试大纲,结合多年的教学经验,以整合医学实验内容、改进实验方法为手段,融合多媒体教学技术,以提高教学效果为目标,组织编写了《组织学与病理学实验教程》这本实验教材。内容包括:上皮组织,结缔组织,血液,软骨和骨组织,肌组织,神经组织,皮肤,细胞、组织的适应、损伤和修复,局部血液循环障碍,炎症,肿瘤,神经系统及常见疾病,眼和耳,免疫系统及常见疾病,内分泌系统及常见疾病,循环系统及常见疾病,呼吸系统及常见疾病,消化系统及常见疾病,泌尿系统及常见疾病,男性生殖系统及常见疾病,女性生殖系统及常见疾病,传染病与寄生虫病等内容。书中增编了病例讨论、复习思考题、实验须知、正常人体各脏器大小重量、主要器官的结构和生理功能、常用临床化验正常值等内容。

本书采用二维码技术展示切片、标本图片,方便学生学习,适用于高等医学院校本科医学教学,也可作为临床检验工具书、科研参考书。

图书在版编目(CIP)数据

组织学与病理学实验教程 / 张雅青主编. —北京:科学出版社,2017.8
ISBN 978-7-03-053666-2

Ⅰ.①组… Ⅱ.①张… Ⅲ.①人体组织学–实验–医学院校–教学参考资料②病理学–实验–医学院校–教学参考资料 Ⅳ.①R32-33②R36-33

中国版本图书馆 CIP 数据核字(2017)第 138082 号

责任编辑:朱 华 / 责任校对:郭瑞芝
责任印制:赵 博 / 封面设计:范 唯

科学出版社 出版
北京东黄城根北街 16 号
邮政编码:100717
http://www.sciencep.com
三河市骏杰印刷有限公司印刷
科学出版社发行 各地新华书店经销
*

2017 年 8 月第 一 版 开本:787×1092 1/16
2024 年 7 月第七次印刷 印张:10 1/2
字数:251 000
定价:39.80 元
(如有印装质量问题,我社负责调换)

前　言

随着我国高等医学教育布局和结构调整的进行，教学内容和课程体系的改革进入了一个全新的时期。为适应这种形势及卫生事业发展对"卓越医师"培养的需求，我校在临床医学专业实行了一系列的教学改革，结合我校具体的实验条件，将《组织学》与《病理学》两门传统的形态学实验课程整合在一起，即《组织学与病理学》，形成了形态学课程的完整对接和融合。

组织学是研究人体微细结构及其相关功能的科学，其主要是借助显微镜在组织、细胞、亚细胞及分子水平上对人体进行研究。而病理学是研究人体在疾病状态下的系统、器官、组织和细胞的形态学变化，亦即病理变化，其中包括研究病变系统和器官的肉眼病变，即病理解剖学；以及研究病变组织和细胞的镜下病变，即病理组织学。

组织学和病理学是非常注重实践的学科，实验课在总学时中占较大比重，具体内容包括肉眼观察的大体标本、显微镜观察的正常组织和病变组织切片标本、临床 PBL 和 CBL 病例讨论、参观见习尸体解剖，以及观看多媒体图片、录像等。

对于医学生来说，组织学和病理学不仅是重要的医学基础学科，而且是基础医学各学科和临床医学各学科之间的桥梁学科。在临床上，病理组织学检查是疾病诊断的重要手段。在医学研究中，组织学和病理学的形态研究方法更是不可缺少。因此，学好组织学和病理学对于培养合格的新世纪的"卓越医师"，是一个极其重要的环节。

我们依照新的医师资格考试大纲，参考《组织胚胎学实验指导》和《病理学实验指导》内容，结合自编教材《组织学与病理学》，总结提炼多年的教学经验，以整合医学实验内容、改进实验方法为手段，融合多媒体教学技术，以提高教学效果为目标，组织编写了《组织学与病理学实验教程》这本实验教材。本教材将原来组织学的内容和病理学的内容进行了系统-器官的整合，使得形态学知识更加连贯和融合。在教材编写中力求体现三基（基本理论、基本知识、基本技能），三特（特定的对象、特定的要求、特定的限制），五性（思想性、科学性、启发性、先进性、适用性）；力求体现内容丰富、层次分明、结构严谨、逻辑性强、文字流畅；增编了病例讨论、复习思考题、实验须知、正常人体各脏器大小重量、主要器官的结构和生理功能、常用临床化验正常值等内容。

课程整合是在西北民族大学的教学指导委员会的指导下开展，作为教学成果。本书也得到了西北民族大学、医学院、教研室各级领导的支持和众多专家的指导和帮助，在此表示衷心的感谢。

本书是西北民族大学"十三五"校级规划教材，适用于临床医学专业的实验教学。

在编写的过程中，编者虽然付出了努力辛劳，仍可能存在疏漏和欠妥之处，请读者和同行专家提出宝贵意见，以促使我们改正和提高。

作　者

2016 年 10 月

目　　录

前言
第一章　绪论 ··· 1
　第一节　学习内容与学习目标 ··· 1
　第二节　组织学与病理学的实验方法 ··· 2
　　第三节　实验注意事项 ·· 13
第二章　上皮组织 ··· 15
第三章　结缔组织 ··· 19
第四章　血液 ·· 23
第五章　软骨和骨组织 ·· 27
第六章　肌组织 ·· 32
第七章　神经组织 ·· 36
第八章　皮肤 ·· 41
第九章　细胞、组织的适应、损伤和修复 ··· 44
第十章　局部血液循环障碍 ··· 50
第十一章　炎症 ·· 56
第十二章　肿瘤 ·· 62
第十三章　神经系统及常见疾病 ·· 69
第十四章　眼和耳 ·· 76
第十五章　免疫系统及常见疾病 ·· 81
第十六章　内分泌系统及常见疾病 ·· 86
第十七章　循环系统及常见疾病 ·· 90
第十八章　呼吸系统及常见疾病 ··· 100
第十九章　消化系统及常见疾病 ··· 108
第二十章　泌尿系统及常见疾病 ··· 122
第二十一章　男性生殖系统及常见疾病 ·· 129
第二十二章　女性生殖系统及常见疾病 ·· 132
第二十三章　传染病与寄生虫病 ··· 139
参考文献 ··· 146
附录1　心血管解剖结构及生理功能 ··· 147
附录2　胃肠解剖结构及生理功能 ··· 148
附录3　胰腺和肝脏解剖结构及生理功能 ·· 149
附录4　支气管和肺解剖结构及生理功能 ·· 150
附录5　肾脏解剖结构及生理功能 ··· 151
附录6　子宫、卵巢和乳腺解剖结构 及生理功能 ·· 152
附录7　睾丸解剖结构及生理功能 ··· 153
附录8　淋巴结、脾脏解剖结构及生理功能 ··· 154
附录9　脑和脊髓解剖结构及生理功能 ··· 155

附录10　器官重量 ······ 156
　附表10.1　正常器官的重量及大小 ······ 156
　附表10.2　各年龄主要器官平均重量表 ······ 157
附录11　常用临床化验参考值及临床意义 ······ 158
　附表11.1　血液生化检查 ······ 158
　附表11.2　血常规 ······ 159
　附表11.3　尿常规 ······ 161
　附表11.4　脑脊液、精液、前列腺液检查 ······ 162

第一章　绪　　论

第一节　学习内容与学习目标

1. 组织学与病理学的内容　主要包括以下三部分：

（1）人体基本组织以及相关组织病理学的基本内容观察。

（2）以器官和系统为中心的综合性实验，即以病变的主要器官为中心，强化病变器官从正常到异常以及主要病变器官与其他病变器官之间的横向联系，注重知识的连贯性，形成较为完整的知识体系。

（3）以尸检病例分析为主的应用性实验，通过临床实际病例，强化基础医学形态知识与临床的纵向联系，注重基础与临床的结合，提高学生观察事物、分析问题和解决问题的能力。

具体的实验内容及学时分配见表1-1。

表1-1　实验项目名称和学时分配

序号	实验项目名称	学时分配	实验属性	实验类型
1	上皮组织	3	专业基础	验证性
2	疏松结缔组织、血液	3	专业基础	验证性
3	软骨、骨	3	专业基础	验证性
4	肌组织	3	专业基础	验证性
5	神经组织、皮肤	3	专业基础	验证性
6	细胞和组织的适应与损伤	3	专业基础	验证性
7	损伤的修复、局部血液循环障碍（一）	3	专业基础	验证性
8	局部血液循环障碍	3	专业基础	验证性
9	损伤、修复、局部血液循环障碍（二）、案例讨论	3	专业基础	综合性
10	炎症	3	专业基础	验证性
11	肿瘤（一）	3	专业基础	验证性
12	肿瘤（二）	3	专业基础	验证性
13	炎症、肿瘤案例讨论	3	专业基础	综合性
14	神经系统及其常见疾病、眼与耳	3	专业基础	验证性
15	免疫系统及其常见疾病（一）	3	专业基础	验证性
16	免疫系统及其常见疾病（二）、内分泌系统及其常见疾病（一）	3	专业基础	验证性
17	内分泌系统及其常见疾病（二）	3	专业基础	验证性
18	心血管系统及其常见疾病（一）	3	专业基础	验证性
19	心血管系统及其常见疾病（二）呼吸系统及其常见疾病（一）	3	专业基础	验证性
20	呼吸系统及其常见疾病（二）	3	专业基础	验证性
21	免疫、内分泌、神经、心血管及其常见疾病，案例讨论	3	专业基础	综合性
22	消化系统及其常见疾病（一）	3	专业基础	验证性
23	消化系统及其常见疾病（二）	3	专业基础	验证性
24	消化系统及其常见疾病（三）	3	专业基础	验证性

序号	实验项目名称	学时分配	实验属性	实验类型
25	泌尿系统及其常见疾病	3	专业基础	验证性
26	男性生殖系统及其常见疾病 女性生殖系统及其常见疾病（一）	3	专业基础	验证性
27	女性生殖系统及其常见疾病（二）	3	专业基础	验证性
28	传染病、寄生虫病	3	专业基础	验证性
29	消化、泌尿、生殖及传染病，案例讨论	3	专业基础	综合性

2. 本课程的学习目标

（1）通过对各种组织切片的观察，逐步培养观察、比较、分析和解决问题的能力，培养独立思考和独立工作的能力。

（2）通过基本技能训练，熟练掌握使用光学显微镜的方法，了解组织和器官切片的一般制作过程，学习在光镜下正确绘图和描述所观察到组织或器官的形态结构特点。

（3）通过病例分析的实验，回顾和巩固所学的理论知识，在加深对理论课内容理解的同时强化基础和临床的联系，能够掌握从正常结构到病理变化再到临床表现的连贯分析能力，反之从临床表现推断器官的病变，形成对疾病的"动态和有形"认识。

第二节 组织学与病理学的实验方法

一、大体标本观察

各系统不同疾病大体标本的观察方法不同，这里仅介绍一般观察原则。

（一）固定液种类不同，标本颜色不同

实验课所用大体标本取自尸体或临床手术切除的活体标本，需用一定的固定液封存在标本瓶中进行保存。最常用的固定液为福尔马林（10%甲醛溶液、无色透明），固定后组织呈灰白或灰黄色，血液呈灰黑色。有时为保持标本的原有颜色而采用原色固定液，又称天然颜色固定液，如硫酸镁混合液（无色透明），固定后的组织基本保持原有颜色，例如血液或富于血液的组织为红色。

（二）判断所观察标本的类别

运用已学过的解剖学知识，首先辨认标本是什么器官或组织，是哪一侧（有明显解剖学标志能分出左右的器官，如肺脏等），或是该器官组织的哪一部分（如心、脑、肠等的哪一部分）。

（三）判定该标本中有无病理变化（病变）

在确认是何器官组织之后，继而观察有无异常，即是否有病变。为避免遗漏，观察标本时应按一定顺序进行观察和描述。

1. 判断器官的大小、重量、形状、颜色、硬度等有无异常 如果标本是器官的一部分，应回忆该器官正常大小（后附正常值），与标本比较，粗略估计标本整体大小。

2. 器官表面 包膜是否光滑、增厚或变薄？有无紧张？皱缩？血管弯曲？有无异常物质被覆？有无穿孔？有无隆起、凹陷或变色？有无颗粒或结节？

3. 器官切面 先观察实质、颜色有无改变？病灶位置、数量、大小、形状和颜色如何？

表面有无隆起或凹陷? 然后观察间质、有无异常物质(如脓液、胆石、寄生虫、栓子等)阻塞管腔? 管道有无扩张、扭曲变形? 淋巴结是否肿大?

空腔器官自内向外逐一进行检查(自外向内亦可)如心脏的观察顺序是:心腔及内容物(血液)→心内膜及各瓣膜→腱索、乳头肌及肉柱→心肌→心外膜→冠状动脉等。胃肠的观察顺序是:胃肠腔及内容物→黏膜层→黏膜下层→肌层→浆膜层及肠系膜等。

在上述有序观察中,如发现异常之处,要进一步检查,判定是什么病变。

4. 病灶的情况 发现病灶时注意观察病灶数目、大小、形状、颜色、部位、分布、质地、有无包膜及其和周围组织的关系等(不同器官的具体观察方法见各系统的介绍)。

(四)判定病变性质及其发展阶段

运用所学病理学知识对标本进行综合分析,一般可按以下三个步骤进行:

1. 实事求是地观察和正确描述标本中病变的形态特点,不要遗漏任何次要病变。

2. 根据观察到的病变形态特点和所学病理知识,初步判定病变可能属于哪一种或哪几种病理过程(血液循环障碍? 细胞与组织的损伤? 炎症? 肿瘤?)。有时应鉴别这种变化是生前发生还是死后出现的变化,如血管及心脏内的血液凝固就需要鉴别是生前血栓还是死后凝血块。

3. 有时标本的形态学改变可能符合两种以上病变,此时可结合其他已知情况(如病史、病因、年龄和性别等)进行鉴别,作出正确诊断。

应当指出,一旦确定是哪种病变,便应进一步运用所学的理论知识确定该病变属于哪个发展阶段,这也非常重要。

(五)主动训练逻辑思维和推理能力

1. 逻辑联想 在学习、观察一种病变时尽量做到几个联系:

(1)将片面、静止的标本与病变在人体内发生发展的过程相联系,加深对疾病的认识。

(2)从大体标本出发,联系切片中会出现什么病理改变,从宏观到微观更扎实、全面地掌握该病变。

(3)从大体标本的病变出发,主动联系病人会有什么临床表现,为将来学习有关临床课打下良好的基础,这一点尤其重要。

(4)具有两种以上病变的标本,还应注意分析判断多种病变间有无联系? 它们是同一病理过程的病变组合,还是无关的不同疾病? 例如有一心脏标本,冠状动脉有粥样硬化和血栓形成,同时还有心肌梗死,这三种病变依次有因果联系;而另一心脏标本冠状动脉有粥样硬化、二尖瓣上有血栓形成,它们之间则无因果关系,是性质不同的两种疾病。

2. 思维导图 判断标本是什么器官→表面→(内或外)→切面→发现一种或多种、一个或多个病灶→病灶间的相互关系→大体所见联系镜下所见并结合理论知识分析本器官病灶与其他器官病灶之间的联系→找出主要病灶→判断什么疾病及病灶在哪个发展阶段→解释临床各种症状→找出死亡的病理依据(如果是死亡案例)。

二、光学显微镜的构造和使用方法

(一)光学显微镜的原理

光学显微镜(light microscope)又称生物显微镜或光镜,是利用光线照明使微小物体形成放大影像的仪器。显微镜的主要部件是物镜和目镜,均为凸透镜。两者放大倍数的乘积就是显微镜的放大倍数。物镜的焦距短，目镜的焦距较长。物镜到被观察物 AB 的距离稍大于物镜的焦距，通过物镜得到倒立的放大的实像 A'B'。AB 对目镜来说是物体，使 A'B' 位于目镜的焦点以内，这样通过目镜就得到 A'B' 的放大的虚像 A"B"。从图 1-1 上可以看出，A"B"的视角比眼睛直接看 AB 时的视角大得多，所以用显微镜可以看清非常微小的物体。

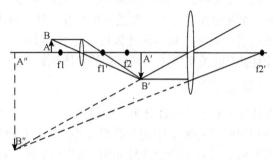

图 1-1　普通显微镜成像光路图

（二）光学显微镜的基本构造及功能（图 1-2）

§1. 显微镜的机械部分

显微镜的机械装置包括镜座、镜臂、镜筒、物镜转换器、载物台、推动器、粗、细调节螺旋等部件。它起着支撑、调节、固定的作用。

1. 镜座　镜座是显微镜的基本支架，稳定和支持整个镜体。

2. 镜柱　镜座上面直立的短柱，连接镜座和镜臂。（老式显微镜会有）

3. 镜臂　镜柱上面的弯曲部分，支持镜筒和载物台，取放显微镜时手握此臂。镜筒直立式光镜在镜臂和镜柱之间有可活动的倾斜关节，可使镜臂适当倾斜，便于观察；镜筒倾斜式显微镜的镜臂与镜柱连为一体，无倾斜关节。

4. 镜筒　镜臂前上方的圆筒。镜筒上端安装目镜，下端安装物镜转换器，并且保护成像的光路与亮度。镜筒有单筒式和双筒式，前者又有直立和倾斜式两种，后者均为倾斜式。

从物镜的后缘到镜筒尾端的距离称为机械筒长。因为物镜的放大率是对一定的镜筒长度而言的。镜筒长度的变化，不仅放大倍率随之变化，而且成像质量也受到影响。因此，使用显微镜时，不能任意改变镜筒长度。国际上将显微镜的标准筒长定为 160mm，此数字标在物镜的外壳上。

5. 物镜转换器　镜筒下方的圆盘状部件，盘上有 3～4 个圆孔，安装了不同放大倍数的物镜（低倍、高倍、油镜），转动物镜转换器，可以按需要将其中的任何一个接物镜和镜筒接通，与镜筒上面的接目镜构成一个放大系统。

6. 载物台　放置标本片的平台，中央有通光孔，光线通过此孔照射在标本片上，镜台上装有弹簧标本夹和推动器，其作用为固定或移动标本的位置，使得镜检对象恰好位于视野中心。

7. 推动器　是移动标本的机械装置，它是由一横一纵两个推进齿轴的金属架构成的，好的显微镜在纵横架杆上刻有刻度标尺，构成很精密的平面坐标系。如果我们须重复观察已检查标本的某一部分，在第一次检查时，可记下纵横标尺的数值，以后按数值移动推动器，就可以找到原来标本的位置。

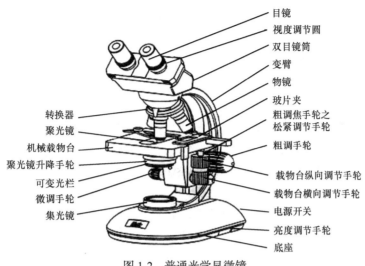

目镜
视度调节圆
双目镜筒
变臂
物镜
玻片夹
粗调焦手轮之
松紧调节手轮
粗调手轮
载物台纵向调节手轮
载物台横向调节手轮
电源开关
亮度调节手轮
底座

转换器
聚光镜
机械载物台
聚光镜升降手轮
可变光栏
微调手轮
集光镜

图 1-2 普通光学显微镜

8. 调节器 装在镜臂或镜柱两侧的粗细螺旋，用以调节焦距。

（1）粗调节器（粗螺旋）：转动时可使载物台（镜筒倾斜式显微镜）或镜筒（镜筒直立式显微镜）大幅度升降，迅速调节物镜和标本间距离使物像出现在视野中。在使用低倍镜时，先用粗调节器找到物像。

（2）细调节器（细螺旋）：转动时可使镜台或镜筒短距离升降，使用高倍、油镜时或低倍镜下为了得到更清晰的物像时使用。微调螺旋每转一圈镜筒移动 0.1 毫米（100 微米）。新近出产的较高档次的显微镜的粗调螺旋和微调螺旋是共轴的。

9. 眼间距调整 使两目镜与两眼间距离一致，不同的人两眼间距离不同，应根据自己的情况加以调节。

10. 瞳距的调整 使两目镜与两眼间距离一致，不同的人两眼间距离不同，应根据自己的情况加以调节。

§2. 显微镜的照明部分

安装在载物台下方，包括反光镜、聚光器、光圈。

1. 反光镜 较早的普通光学显微镜是用自然光检视物体，在镜座上装有反光镜。反光镜是由平、凹两面镜组成，可向任意方向转动，将投射在它上面的光线反射到聚光器的中央，照明标本。凹面镜聚光作用强，光线较弱的时候使用；平面镜聚光作用弱，光线较强时使用。电光源普通显微镜没有反光镜，一般在镜座内安装有照明装置，光线的强弱由底座上的光亮调节钮控制。

2. 聚光镜 聚光器在载物台下面，它是由聚光透镜、虹彩光圈和升降螺旋组成的，聚光器可分为明视场聚光器和暗视场聚光器。其作用是将光源经反光镜反射来的光线聚焦于样品上，以得到最强的照明，使物象获得明亮清晰的效果。聚光器的高低可以调节，使焦点落在被检物体上，以得到最大亮度。一般聚光器的焦点在其上方 1.25mm 处，而其上升限度为载物台平面下方 0.1mm。因此，要求使用的载玻片厚度应在 0.8～1.2mm 之间，否则被检样品不在焦点上，影响镜检效果。聚光器前透镜组前面还装有虹彩光圈，它可以开大和缩小，影响着成像的分辨力和反差，若将虹彩光圈开放过大，超过物镜的数值孔径时，便产生光斑；若收缩虹彩光圈过小，分辨力下降，反差增大。因此，在观察时，通过虹彩光圈的调节再把视场光阑（带有视场光阑的显微镜）开启到视场周缘的外切处，使不在视场内的物体得不到任何光线的照明，以避免散射光的干扰。

§3. 显微镜的光学部分

1. 目镜 安装在镜筒上端，通常备有 2～3 个，上面刻有 5×、10×或 16×符号表示放大倍数，一般用 10×目镜。目镜的作用是将物镜放大的标本像（实像）再放大成虚像。观察者可根据工作需要和标本的实际情况，恰当选择不同放大倍数的目镜。接目镜内常安放一指针，便于指示视野中的某一结构。目镜可旋转，目镜底部有相应的刻度，以供两眼度数不同的人调节。目镜放大倍数过大，反而会影响观察效果。

2. 物镜 安装在物镜转换器上，一般有 3～4 个物镜，分别是 4×、10×、40×（50×）和100×，在每个接物镜的镜管上分别标有醒目的红色、黄色、蓝色和黑白相间线圈。4×和10×称低倍镜，40（50）×称高倍镜，100×是油浸镜，从外形上观察不同放大倍数的物镜，可见油镜最长，高倍镜次之，低倍镜最短。通常在物镜上标有主要性能指标—放大倍数和镜口率，如 10/0.25、40/0.65 和 100/1.03，镜筒长度和所要求的载玻片厚度为：160/0.17（mm）（表 1-2）。

表 1-2   不同倍数物镜的比较

物镜	放大倍数	物镜长度	数值孔径	工作距离（mm）
低倍镜	10×	短	0.25	5.40
高倍镜	40×	较长	0.65	0.39
油镜	100×	最长	1.30	0.11

3. 滤光片 在光阑下方有一金属圈，可安放滤光片，借以改变光源的色调和强弱，便于观察和摄影。常用滤光片有三种：①毛玻片——减弱光强度、使光漫射且光度柔和。②蓝玻片——白炽灯光照明时用，将黄色灯光校正成白光。③绿玻片——通常适用。

（三）显微镜的性能

显微镜分辨能力的高低决定于光学系统的各种条件。被观察的物体必须放大率高，而且清晰，物体放大后，能否呈现清晰的细微结构，首先取决于物镜的性能，其次为目镜和聚光镜的性能。

1. 数值孔径（numerical aperture，NA）   反映该物镜分辨率的大小，数值孔径是物镜和聚光器的主要参数，也是判断它们性能的最重要指标。数值孔径和显微镜的各种性能有密切的关系，它与显微镜的分辨力成正比，与焦深成反比，与镜像亮度的平方根成正比。

$$数值孔径计算方程为：NA = n \cdot \sin(\alpha/2)$$

NA 为数值孔径，n 为物镜与标本之间的介质折射率，α 为物镜的镜口角，折射率大的介质辨率也大。

几种物质的介质的折射率如下：空气为 1.0，水为 1.33，玻璃为 1.5，甘油为 1.47，香柏油为 1.52。所以镜检时，滴加的香柏油，因香柏油具有与玻璃相似的折光率。所以镜检时，使光源尽可能多的进入物镜中，避免光线通过折射率低的空气（折射率 1.0）而散失光线，因而能提高物镜的分辨力，使物象更加清晰。

2. 分辨率（resolution） 是指显微镜能够分辨物体上的最小间隔的能力，分辨率与物镜的数值孔径成正比，与光波波长成反比。因此，物镜的数值孔径越大，光波波长越短，则显微镜的分辨率越大，被检物体的细微结构也越能明晰地区别出来。因此，一个高的分辨率意味着一个小的分辨距离。显微镜的分辨率是用可分辨的最小距离（D）来表示的：

$$D=(\lambda/2)\,NA$$

D 为分辨率，λ 为光波波长，可见光的波长为 0.4～0.7μm（微米），平均波长为 0.55μm。若用数值孔为 0.65 的物镜，则 D=0.55μm /2×0.65=0.42μm。这表示被检物体在 0.42μm 以上时可被观察到，若小于 0.42μm 米就不能视见。人的分辨率可达 0.1mm，显微镜的分辨率能达到 0.2μm。

3. 工作距离　指物像调节清楚时物镜下表面与盖玻片上表面之间的距离，工作距离的大小和物镜的放大倍数与数值孔径有关。物镜放大倍数和数值孔径越大，则工作距离越小，反之则越大。一般油镜的工作距离最短，约为 0.2mm。因此，要求盖玻片的厚度为 0.17～0.18 mm。若盖玻片过厚，就不可能将被检物体聚焦，且易引起物镜的意外损坏。

4. 焦点距离（焦距）　是指平行光线经过单一透镜后集中于一点，由这一点到透镜中心的距离。一个物镜通常是由几个不同性质的透镜组成。因此，它的焦距的测定比较复杂。一般，显微镜的物镜上都注明焦距的长度。物镜的放大倍数越大，焦距越短。

5. 焦点深度　在使用显微镜时，当焦点对准某一物体时，不仅位于该点平面上的各点都可看得清楚，而且在此平面的上下一定厚度内，也能看得清楚，这个清晰部分的厚度就是焦点深度。焦深与总放大率和数值孔径成反比。因此，高放大率和高数值孔径的显微镜其焦深就浅，不能看到标本的全厚度。必须调节螺旋仔细地从上到下进行观察。另外，被检物体周围介质（封片剂）的折射率加大可增大焦深。尤其在显微照相时，更应考虑封片剂的使用。

（四）光学显微镜的使用方法

§1. 准备工作及观察要求

1. 将显微镜小心地从镜箱中取出（较长距离移动显微镜时应以右手握住镜臂，左手托住镜座），放置在实验台的偏左侧，以镜座后端离实验台边缘 3～6cm 为宜。

2. 检查显微镜的各个部件是否完整和正常，如果是镜筒直立式光镜，可使镜筒倾斜一定角度以方便观察。但倾斜角度一般不应超过 45℃，否则显微镜重心不稳，易发生倾倒。

3. 使用显微镜观察标本时，要求双眼同时睁开，双手并用。单目显微镜一般用左眼观察，用右眼帮助绘图或做记录；双目显微镜用双眼观察。双手并用一般左手调焦、右手使用推动器移动切片或绘图记录。

4. 左右调整两个目镜之间的距离，使之适合两个眼睛的瞳距。

§2. 低倍镜的使用方法

1. 调光　打开实验台上的工作灯，转动粗调螺旋，使镜筒略升高（或使载物台下降），调节物镜转换器，使低倍镜转到工作状态（即对准透光孔），当镜头完全到位时，可听到轻微的叩碰声音。

然后打开光圈并使聚光器上升到适当位置（以聚光镜上端透镜平面稍低于载物台平面的高度为宜），双眼同时睁开（既防止眼睛疲劳又便于绘图），用左眼向目镜内观察，同时调节反光镜的方向，使视野内的光线均匀、亮度适中。调光时应注意避免直射光源，以免损坏镜头，并损伤眼睛。

2. 放置玻片标本　取一张玻片标本，先对着光线用肉眼观察标本的全貌和位置，再将玻片标本放置到载物台上用标本移动器上的弹簧夹固定好，注意使有盖玻片或标签的一面朝上。然后转动推动器的螺旋，使需要观察的标本部位对准物镜。

3. 调焦 用眼睛从侧面注视低倍镜，同时用粗调螺旋使镜头下降（或载物台上升），直至低倍镜头距玻片标本的距离小于 6mm（注意操作时必须从侧面注视镜头与玻片的距离，以免镜头碰破玻片）。然后用左眼在目镜上观察，同时用左手慢慢转动粗调螺旋使镜头上升（或使载物台下降）直至视野中出现物像为止，再转动细调螺旋，使视野中的物像最清晰。

如果需观察的物像不在视野中央，甚至不在视野内，可用推动器上下左右移动标本的位置使物像进入视野并移至中央。在调焦时如果镜头与玻片标本的距离已超过了 1cm 还未见到物像，应严格按上述步骤重新操作。

双目显微镜调焦步骤：

（1）根据观察者的双眼间距调节目镜筒间距：用两只手抓住观察镜面板，调节目镜筒间距，直到通过两目镜筒同时看到完整的视场。眼间距不对，操作时容易感到疲劳，并影响物镜对焦。

（2）调到适当位置时，注意读出双目间距刻度值，将右目镜筒刻度圈转到与双目间距相同的数值，闭上左眼或用不透明物遮盖左眼，用微调手轮仔细调焦显微镜，直到标本对右眼清晰成像，说明右目镜调好。

（3）再闭上右眼，不需调焦，旋转左目镜筒刻度圈，直到标本对左眼清晰成像。

（4）如果双目镜间距和刻度圈已调节适合，将得到最佳的效果。调到最佳效果。如需换到另一个物镜时，只要稍微调手轮，即可获得清楚图像。

（5）为了避免每次使用显微镜都要重复这些调节，应记住各人已调好的各自的刻度值。

§3. 高倍镜的使用方法

1. 在使用高倍镜前，应先用低倍镜寻找到需观察的物像，并将其移至视野中央，同时调准焦距，使被观察的物像最清晰。

2. 转动物镜转换器，直接使高倍镜转到工作状态（对准通光孔），此时，视野中一般可见到不太清晰的物像，只需调节细调螺旋便可使物像清晰。

有些显微镜在低倍镜对准焦距的状态下直接转换高倍镜时会发生高倍物镜碰擦玻片而不能转换到位的情况，此时不能硬转，应检查玻片是否放反（盖玻片是否在上）、玻片是否过厚以及物镜是否松动等情况后重新操作。如果调整后仍不能转换，则属高倍镜过长，此时应将载物台下降或使镜筒升高后再转换，然后在眼睛的注视下使高倍镜贴近盖玻片，再边观察目镜视野边用粗调螺旋极缓慢地使载物台下降或镜筒上升，看到物像后再用细调螺旋对准焦距。

§4. 油镜的使用方法

1. 用高倍镜找到所需观察的标本物像，并将需要进一步放大的物镜移至视野中央。

2. 将聚光器升至较高位置并将光圈开至最大（油镜所需光线较强）。

3. 转开高倍镜，往玻片标本上需观察的部位滴一滴香柏油或石蜡油作为介质，然后在眼睛的注视下，使油镜转至工作状态，此时油镜的下端镜面一般应正好浸在油滴中或与油滴接触。也可先稍稍下降载物台或上升镜筒，使油镜对准通光孔，再使油镜下端浸入油滴中并贴近盖玻片。

4. 左眼注视目镜，同时小心而缓慢地转动细调螺旋使载物台下降或使镜头微微上升，直至视野中出现清晰的物像。操作时不要反方向转动细调螺旋，以免镜头下降压碎标本或损坏镜头。细螺旋原则上不应超过 3 圈。

在观察时，如发现视野中的某标本不知是何物而需要老师或同学帮助观察确定可将视野中的指针（装在目镜中的头发丝或细铜丝）对准有疑问的标本。如果镜中未装指针，可将视野看成一个带有时间标记（如 3、6、9、12）的钟面，指出有疑问标本位于几点钟的所在位置（如图 1-3）。

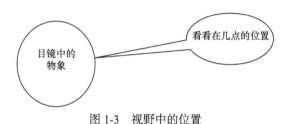

图 1-3 视野中的位置

5. 油镜使用完后，必须及时将镜头上的油擦拭干净。操作时先将油镜升高 1cm 并将其转离通光孔，直接用擦镜纸顺时针方向擦拭一次，把大部分的油擦掉后，再用沾有少许二甲苯的擦镜纸或脱脂棉球顺时针方向擦一次，最好再用擦镜纸擦一次。玻片标本上的油，如果是有盖玻片的永久制片，可直接用上述方法擦干净；如果是无盖玻片的标本，则载玻片上的油可用拉纸法揩擦，即先把一小张擦镜纸盖在油滴上，再往纸上滴几滴清洁剂或二甲苯，趁湿将纸往外拉，如此反复几次即可干净。

显微镜使用完毕后，应取下玻片，将标本放回片盒。再将镜头转离通光孔并将镜体擦拭干净，关闭电源，最后罩上防尘罩归位摆整齐。

（五）使用显微镜应注意的事项

1. 取用显微镜时，应轻拿轻放，较长距离移动显微镜时，应一手紧握镜臂，一手托住镜座，不要用单手提拿，以避免目镜或其他零部件滑落。

2. 在使用镜筒直立式显微镜时，镜筒倾斜的角度不能超过 45°，以免重心后移使显微镜倾倒。在观察带有液体的临时装片时，不要使用倾斜关节，以避免由于载物台的倾斜而使液体流到显微镜上。

3. 不可随意拆卸显微上的零部件，以免丢失或损坏，目镜也不要随便取出以免灰尘落入镜内。

4. 显微镜的光学部件不可用纱布、手帕、普通纸张或手指揩擦，以免磨损镜面，需要时只能用擦镜纸轻轻擦拭。机械部分可用纱布等擦拭。

5. 在任何时候，特别是使用高倍镜或油镜时，都不能一边在目镜中观察，一边上升载物台或下降镜筒，以避免镜头与玻片相撞，损坏镜头或玻片标本。

6. 显微镜使用完后应及时复原。先下降载物台或升高镜筒，取下玻片标本，使物镜转离通光孔，成骑跨状或"八"字形放置。如镜筒、载物台是倾斜的，应恢复直立或水平状态，然后上升载物台或下降镜筒，使物镜与载物台相接近。垂直反光镜，下降聚光器，关小光圈，最后放回镜箱中锁好。

7. 在利用显微镜观察标本时，要养成两眼同时睁开、双手并用（左手操纵调焦螺旋，右手操纵推动器）的习惯，必要时应一边观察一边计数或绘图记录。如果两眼同时睁开观察不习惯，可先用手挡住右眼，等左眼看清视野后逐渐放开右眼，反复练习后便可达到要求。观察时双眼同时睁开既可防止眼睛疲劳又方便绘图。

三、组织切片的一般制作方法

为了在显微镜下能够看到组织的微细结构，必须把组织切成很薄的薄片，并染色，为此，须将组织器官进行以下处理：

1. 固定 将新鲜动物或尸体的组织器官切下一小块，通常置于福尔马林（10%甲醛）液中固定，以保持原来的结构，一般固定24～40小时。

2. 脱水、透明 用不同浓度的乙醇，按70%→80%→90%→95%→100%的顺序脱出组织器官中的水分，然后用二甲苯透明。

3. 浸蜡、包埋 透明后的组织器官，投入60℃的溶蜡中浸透，使石蜡完全地透入组织器官内部。然后用包埋器将浸透石蜡的组织器官包于石蜡中，即组织内、外全部由石蜡充满和包裹，使组织器官变硬，利于切成薄片。

4. 切片、黏片 将上述蜡块用切片机切成3～10μm薄片，置于温水展开，贴于涂有蛋清甘油的载玻片上，放入37℃温箱烘干。

5. 脱蜡、染色 将上述载有蜡片的玻片放入二甲苯中，至石蜡全部溶解后经100%→95%→90%→80%→70%不同浓度的酒精脱去二甲苯，并由水取代酒精，再染色，最常用的是苏木精-伊红染色法（hematoxylin-eosin staining），简称HE染色法。染色结果：苏木精为碱性染液，主要使细胞核内的染色质与胞质内的核糖体着紫蓝色。伊红为酸性染料，主要使细胞质和细胞外基质中的成分着粉红色。易于被碱性或酸性染料着色的性质分别称为嗜碱性和嗜酸性。除HE染色法外，还有许多染色方法，分别用以显示不同的结构（表1-3）。

表1-3 几种主要染色法的染色特点

名称	用途和结果
HE染色法（苏木精-伊红染色法）	最普通染色：胞核呈紫蓝色，胞质呈粉红色，结缔组织中胶原、弹性纤维呈粉红色
PAS染色法（过碘酸雪夫反应）	显示多糖类，如：糖原、黏多糖、黏蛋白、糖蛋白，呈红色或紫红色
镀银染色法	显示单层扁平上皮的界限，呈棕黑色
Wright（瑞特）染色法	末梢血片，骨髓片最常用的染色法
Foot染色法	显示网状纤维，呈黑色
Mallory染色法	各种结缔组织被染成不同程度的蓝色，细胞核、细胞质、神经纤维均被染成红色
COX染色法	显示神经元，神经胶质细胞的胞体、突起，呈黑色
Masson染色法	显示胶原纤维，呈蓝色或绿色

6. 脱水、封固 又经70%→80%→90%→95%→100%不同浓度的酒精，脱去染色过程中的水分，再经二甲苯透明加上树胶，盖上盖玻片，宜于长期保存和观察。

四、电子显微镜基本原理及超薄切片标本的制作过程

（一）透射电子显微镜（transmission electron microscopy，TEM）

电镜是研究细胞组织和器官的超微结构的基本工具，所以在电镜下拍摄的照片是我们用作研究的主要材料。

电镜是一个简管状装置，其结构和成像的原理与普通光学显微镜基本相同，但有以下

几点主要区别：

1. TEM 用电子束代替光镜用的可见光作光源。

2. 用一组电磁透镜代替光镜的一组玻璃透镜，用来聚焦和放大标本。

3. 为避免电子束与空气分子碰撞而引起散射，电子束要求高度真空。

4. 肉眼不能直接看见标本的电子放大图像，必须将其投射到荧光屏上才能观察。

5. TEM 用的标本是用特殊玻璃刀在超薄切片机上切成的 50～80nm 厚的超薄切片，裱在小铜网上，用重金属盐进行电子染色后放在电子束途中进行观察。

6. 优良的 TEM，分辨率很高，可达 0.6nm 左右，比普通光镜分辨率大 1000 倍以上。光镜能放大一千倍，而 TEM 能放大几十万倍。

（二）TEM 标本的制作过程

TEM 所观察的超薄切片比石蜡切片薄得多。但制作原理却基本相同。制作过程也经过取材、固定、脱水、包埋、切片和染色等步骤。现将其特殊之处介绍如下：

1. 取材 TEM 标本取材要求速度快，一般在动物杀死后一分钟内将组织块取下浸入固定液。组织块大小一般不超过 1mm³。取材操作应细致，避免任何牵、拉、挤、压造成的损伤。

2. 固定 分预固定和后固定两步。均在 0～4℃下进行。

3. 预固定 常用 2%～4%戊二醛和多聚甲醛固定液，常用 0.1M 磷酸缓冲液配制，pH7.4。

4. 后固定 1% 四氧化锇（OsO_4），常用磷酸缓冲液配制，pH7.4。

5. 脱水 常用各种浓度的乙醇或丙酮彻底脱水。

6. 浸泡 常在脱水后，用丙酮做中间溶剂，溶解包埋剂、浸泡组织，逐渐向组织中引入包埋剂。

7. 包埋 用环氧树脂包埋组织块，借其聚合作用，使之变得十分坚硬，便于切成超薄片。

8. 切片 用特殊锐利的玻璃刀或金刚钻刀，在超薄切片机上将组织切成 50～80nm 的超薄切片，裱在小铜网上。

9. 染色 用醋酸铀和枸橼酸铅双染色。

电镜观察不是依据标本颜色分辨结构，而是根据细胞和组织结构染色后对电子散射的程度（或叫电子密度）显示出不同的结构图像。用醋酸铀和枸橼酸铅染色，是重金属沉淀在一定部分上，增加其散射电子的能力，使该部分电子密度增大，因此，图像呈现为深暗色。而电子密度小的结构部分容许大部分电子束透过，因而图像呈现为明亮色，这种电子密度大小的差别叫反差。便于观察，所以又叫电子染色。染色后的小铜网可放入电镜中观察，观察中拍照，冲洗胶卷，印成照片供学习研究用。

（三）扫描电子显微镜（SEM）

扫描电子显微镜主要是观察细胞组织和器官的表面形态的一种电镜，它的成像是由于电子枪发射出电子束，经过透镜的会聚，聚焦成一电子束，此电子束打到标本上，在沿着整个样品表面移动进行扫描时，就会产生代替整个表面形态的二次电子信号。用电子检波器接收，放大这些信号。SEM 照片图像赋予立体感、真实。将 SEM 照片和 TEM 照片结合起来，能使我们获得组织，细胞和器官的完整的超微结构知识。

五、组织切片的观察方法

形态学实验主要内容为观察组织和器官的切片。在老师指导下，集中注意力，独立地、有顺序地观察组织切片。先用肉眼再用低倍镜，后用高倍镜，必要时才使用油镜观察。应重视低倍镜，尤其是物镜下的观察，它可以了解组织切片的全貌、层次、部位关系。而高倍镜下观察只是局部的放大，切勿放置切片后，立即用高倍镜观察。实验目的是训练学生正规的观察及分析方法，从整体到局部，从一般的结构到特殊和细微的结构。病理组织切片的观察描述和诊断因各器官系统或各种疾病而有所不同，需要在学习各章节、各疾病时逐步学习和掌握，这里仅就观察切片的一般原则予以简要介绍。

【肉眼观察】

观察切片的一般轮廓、形态和染色情况。大部分切片用肉眼即可判断出是什么组织：如心肌、肝、脾、肾、肺、脑等。分辨各组织对初学者不太容易，需要反复大量观察，有了一定经验之后就可加以分辨。

【低倍镜观察】

用肉眼辨别切片的上下面，有盖玻片那面向上，这一点在转用【高倍镜观察】时尤为重要。如果将盖玻片向下，厚的载玻片向上，用高倍镜不仅无法看清组织的结构，还会压坏玻片及镜头，因高倍镜的焦距往往小于载玻片的厚度。

1. 观察方法 实质器官一般由外（被膜一侧）向内，空腔器官由内向外逐层观察，每层组织亦应从一端开始，一个视野一个视野地连续观察，以免遗漏小的病变。如为一致性的改变，则任选较清晰处进行详细观察；如为局灶性病变，全面浏览后，回到病灶处详细观察，先看病灶中心，然后逐渐推移到病灶边缘，了解病灶与正常结构交界处的情况，最后还要注意各病灶间的关系（如是否有融合等）。

2. 观察内容 是何组织、器官？印证肉眼判断是否正确。

根据组织学和病理学知识判断该组织是全部正常、部分正常、部分异常还是全部异常。

如有病变，进一步观察，描述其形态学改变，确定其属于哪一类疾病（如血液循环障碍、物质代谢障碍、炎症、肿瘤）？

【高倍镜观察】

在低倍镜下找到病变所在处之后，为进一步了解病变的细微结构，换用高倍镜进行详细观察。注意：直接用【高倍镜观察】容易因调不好焦距而损坏镜头或切片，同时也容易漏掉病变而误诊（因倍数高，看到的病变局限，不易看清组织全貌）。

六、绘图要求

在组织学与病理学实验过程中，绘图是一项重要的基本技能训练，通过绘图作记录能加深对所学知识的理解和记忆，并训练绘图技巧。为此要求学生必须做到下列各项。

1. 代表性 在全面观察的基础上，选择有代表性或结构典型的部位，尽可能描绘出一部分能概括整个组织或器官的主要内容。

2. 科学性 绘图必须实事求是，看到什么内容就绘什么，要注意各种结构之间的大小比例，位置及颜色，正确地反映镜下所见，不能凭记忆或照图谱描画。

3. 颜色 绘图要用彩色铅笔，在 HE 染色切片中细胞核和嗜碱性颗粒等要用紫蓝色笔绘画，细胞质和嗜酸性颗粒等用粉红色笔分别绘画。

4. 标注 绘图后必须用黑色铅笔在图右侧标线及注明各种结构名称，标线要平行整齐，不要交叉或随便拉线（图1-4）。在图的上方要写上其名称，图下方要注明所观察的标本名称、染色方法、放大倍数和日期等。

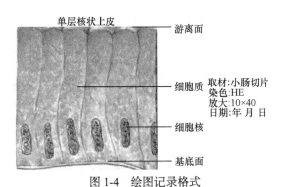

图 1-4 绘图记录格式

七、实验室守则

为了实现上述实验课教学的目的，学生应遵守下列实验室规则。

1. 遵守学习纪律，不迟到不早退，不随地吐痰和丢纸屑等。

2. 保持安静整洁的学习环境，不在实验室内吃东西、不大声喧哗，有问题举手向老师提出。

3. 严守操作规程，爱护实验器材，不可擅自拆卸或调换显微镜部件。

4. 每次课前课后要检查玻片，如有损坏或遗失要及时报请教师处理，损坏玻片要赔偿。

5. 实验完毕后，将玻片按编号放回玻片盒，分别将玻片盒放回原位；正确关闭电脑及显微镜电源。

6. 每次实验结束后，值日生做好清洁卫生，并整理好台面，关好实验室门窗、水电。

第三节 实验注意事项

1. 实验课前必须复习好理论课的内容，并粗读实验教材的有关内容。

2. 每次实验课必须带上实验教材、教科书、教学大纲、笔记本、绘图本、红蓝色笔和铅笔、尺子、小刀及橡皮，以便实验过程中查阅及绘图和描述时使用。

3. 取用规定的显微镜及玻片盒，并按编定的座号入座。

4. 观察组织切片前应了解每张切片的制片方式和染色方法。因为同一结构应用不同的染色方法，所显示的颜色也不同。而一种染色方法不可能显示切片中组织或细胞的所有结构，必须通过多种相应的方法来加以补充和完善。

5. 不论观察什么组织切片，首先用肉眼观察，大致了解切片中标本的数目、大小和染色等，判断是实质性器官还是中空性器官。然后在低倍镜下观察切片的整体结构，最后才根据需要转换高倍镜观察更微细的组织结构。

6. 观察切片时要根据实验教材要求有规律地逐一观察，例如观察细胞时先看细胞形态、大小、分布排列规律，再看细胞核的位置、大小、形状、染色及核仁情况，最后看胞质多少、染色及胞质内的特殊结构。实质性器官应从外向内观察，中空性器官则由腔内面向外观察其分层结构。同时，要逐步学会进行分析比较形态结构特点，既要识别它们的特殊性，又要认识它们的共性。通过分析比较来鉴别类似的细胞、组织或器官。

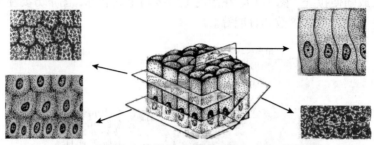

图 1-5 平面和立体的关系-单层柱状上皮的不同切面

7. 注意切面与整体的关系。同一个细胞、组织或器官，由于所切的方向或部位不同，在切片上所显示的形态结构就不相同。如从细胞的周边部切断，切面上无细胞核，从细胞中央部切断，则可见细胞核（图 1-5）。一个中空性器官，由于切的方位不同，可以呈现完全不同的形态（图 1-6）。因此，观察切片时要将镜下所见的各种形态结构与整体相联系，这样才能正确判断细胞、组织或器官的形态结构。

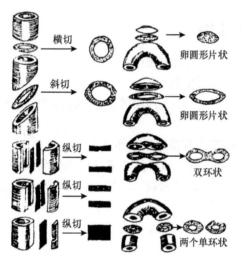

图 1-6 平面和立体的关系-中空性器官不同切面

8. 注意形态与功能的关系。细胞、组织或器官的功能状态不同，所呈现的形态结构也有差异，如代谢旺盛的细胞，细胞核较大及染色较淡，核仁明显，提示它的常染色质较多，DNA在积极转录或复制。合成蛋白质旺盛的细胞，胞质多为嗜碱性，这是粗面内质网和核糖体发达的缘故。因此，观察切片时要联想到细胞、组织和器官的功能状况。

9. 注意识别切片中的人工假象。在制作标本过程中，由于某些因素的影响，会使组织切片上出现一些人工假象，如收缩、皱褶重叠、刀痕、气泡、空泡和染料残渣等，观察时应注意识别。

【复习思考题】

1. 组织学与胚胎学的概念？
2. 何谓嗜酸性、嗜碱性和中性？
3. PAS 反应的原理及其意义？
4. HE 染色的原理及其结果？
5. 何谓电子密度高、电子密度低？
6. 你使用的显微镜有几个物镜？它们的放大倍数是多少？
7. 若用低倍镜能看到组织切片的结构，但转高倍镜时看不到，应考虑什么原因？

第二章 上皮组织

一、主要内容

上皮组织由密集的细胞和很少量的细胞外基质构成。依分布、形态结构和功能可分为被覆上皮和腺上皮。而两类上皮在某些器官组织中的分布也常比邻和关联，切片观察时注意：被覆上皮的极性（游离面、基底面）是辨认上皮组织的主要依据之一。依细胞的层数，被覆上皮可分为单层上皮和复层上皮两类。再结合上皮细胞的形态，单层上皮又分为：单层扁平上皮，单层立方上皮，单层柱状上皮和假复层纤毛柱状上皮；复层上皮又分为：复层扁平（鳞状）上皮，复层柱状上皮和变移上皮。

在观察上皮时要有意识地将各类上皮的形态分布与功能联系起来，才能学以致用，事半功倍。

二、实验目的和要求

1. 掌握显微镜的正确操作。
2. 掌握各类被覆上皮的光镜结构特点和分布。
3. 熟悉腺上皮的光镜结构特点和分布。
4. 了解细胞表面特化结构的电镜结构。
5. 绘图：单层柱状上皮（小肠）、复层鳞状上皮（食管）。

三、实验内容

（一）单层扁平上皮

取材：动物肠系膜，铺片。
染色：镀银染色法。

【肉眼观察】
铺片为一小块方形棕黄色组织，色深的细条状结构是肠系膜中的毛细血管和结缔组织，淡黄色部位是单层扁平上皮。

【低倍镜观察】
可见许多不规则的黑色或棕色网格（实为细胞间质，嗜银颗粒沉积在细胞间质而形成的）。网格内即为单层扁平上皮细胞。选择标本染成黄色或淡黄色的地方（最薄之处）观察。

【高倍镜观察】
单层扁平上皮细胞为多边形，相邻细胞交界处呈棕色锯齿状，细胞中央有一圆形或椭圆形白（淡蓝）色结构即为细胞核的位置。

（二）复层扁平上皮

取材：动物食管。
染色：HE 染色法。

【肉眼观察】
标本为食管横切面，管腔面收缩形成许多皱襞。沿管腔表面有一层紫蓝色结构，即为复层扁平上皮。

【低倍镜观察】

在管腔面找到复层扁平上皮，其细胞层数约为数十层，基底面呈波浪状与结缔组织连接。结缔组织形成乳头突到基底层的凹面。从基底面到游离面，细胞分界不清。

【高倍镜观察】

从基底面到游离面观察各层上皮细胞形态特点，基底层细胞矮柱状（一层），核呈卵圆形，着色深，排列紧密，胞质很少。中间部有几层多边形细胞，分界清楚，胞质着色浅，胞核圆，位细胞中央。近游离面有数层扁平细胞，胞核椭圆形，其长轴与表面平行。

（三）单层柱状上皮

取材：人空肠。

染色：HE 染色法。

【肉眼观察】

标本呈长条状。有凹凸不平突起形成皱襞的一面是腔面。皱襞表面有一层蓝色结构，为单层柱状上皮。

【低倍镜观察】

在绒毛表面找到单层柱状上皮。上皮有两个面：游离面即为空肠腔面，没有任何组织相连接，其对应的另一面是基底面，与结缔组织相连接。

【高倍镜观察】

上皮细胞呈柱状，胞质着浅红色，胞核呈椭圆形或长杆状，着紫蓝色，排列于细胞基底部。

1. 柱状细胞 量最多，呈柱状（即细胞高度大于宽度），细胞界线不清，胞核椭圆形，稍偏于基部，核长轴与胞体长轴平行，胞质粉红色，游离面可见一条深染的、折光率较强的窄带-纹状缘（思考电镜下应该是什么结构）？

2. 杯状细胞 位于柱状细胞之间，散在分布。其顶部圆形较大，底部较细窄，形似高脚酒杯状，顶部的圆形部分被染成空泡状，该空泡是因为杯状细胞所产生的粘原颗粒经制片而被溶解、破坏所致，底部较窄的部分可见细胞核，着色较深，呈三角形或不规则形。

此外，常在上皮细胞之间见到小而圆的细胞，胞质甚少，核圆形，着色较深，这是侵入上皮的淋巴细胞。

（四）假复层纤毛柱状上皮

取材：动物气管。

染色：HE 染色法。

【肉眼观察】

标本为气管横切面，呈圆形或半弧形。在管腔面可见一细条色深的结构，即为假复层纤毛柱状上皮。

【低倍镜观察】

上皮较厚，可见几层细胞核，呈蓝紫色；上皮游离面有纤毛，基底面可见一细条粉红色结构，即为基底膜。

【高倍镜观察】

上皮细胞的形态在切片上分辨不清，但可根据细胞核的位置及形态区别几种细胞。细胞核大致可分三层：紧贴基膜的一层细胞核小，着色深，是锥形细胞的核；中间层细胞核呈卵圆形，是梭形细胞的核；近游离面的细胞核为椭圆形，是柱状细胞的核。柱状细胞的游离面有纤毛。在柱状上皮细胞之间夹有杯状细胞，因杯状细胞的黏液被溶解，故呈空泡状，底部狭窄，胞核位于狭窄处之上。可见上皮由四种细胞构成。由于细胞高矮不等，细胞核排列不在同一个水平。

1. 柱状细胞 数量最多，呈柱状，顶端达上皮游离面。核椭圆形多位于细胞的顶部，故排列在整个上皮浅层。

2. 梭形细胞 位于柱状细胞之间，胞体为梭形，核椭圆形位于细胞中央，排列在整个上皮中层。

3. 锥体形细胞 胞体小呈锥体形，排列在基膜上，核圆形，位于细胞中央，在整个上皮中为最贴近基膜的一层细胞。

4. 杯状细胞 位于柱状细胞之间，染色浅，细胞核为三角形或扁平形，染色深，位于细胞基部。上皮下可见较明显的基膜，呈均质状，染成较明亮的粉色。

（五）单层立方上皮

取材：动物甲状腺。

染色：HE 染色法。

【肉眼观察】

切片形状不规则，着色较红。

【低倍镜观察】

表面有结缔组织被膜，腺实质内有许多大小不等的圆形或方块状结构称滤泡。每个滤泡中央充满粉红色均质块状物为胶质，其周围可见一层紫蓝色圆形细胞核，即单层立方上皮。找到圆形细胞核排列整齐的滤泡，转高倍镜观察单层立方上皮的特点。

【高倍镜观察】

单层立方上皮由一层正方形细胞紧密排列形成，细胞分界不明显，胞质着粉红色；胞核圆，着紫蓝色，位细胞中央。

（六）变移上皮

取材：动物膀胱。

染色：HE 染色法。

【肉眼观察】

标本为两条厚薄不一的组织，其中较厚的一条是收缩状态的膀胱壁，它有一个面可见波浪状突起，为管腔面，其表面呈紫蓝色的结构即为变移上皮。另一条较薄的组织是扩张状态的膀胱壁。

【低倍镜观察】

收缩状态的膀胱壁有突起的一面，沿突起表面观察可见变移上皮，上皮细胞有多层，基底层与结缔组织连接面较平，没有结缔组织乳头（这是与复层扁平上皮区别之一）；扩张状态的变移上皮细胞层数约 3～4 层，游离面和基底面都较平整（这是与复层扁平上皮区别之二）。

【高倍镜观察】

收缩状态的变移上皮细胞层次多。浅层细胞甚大，立方形或倒置的梨形，游离面凸圆，此处胞质特别浓缩，染成暗红色一壳层，核圆一个，有时有两个（这层细胞能防止浓缩尿液的侵蚀，称盖细胞）。中层细胞约2～3层，为多边形，核圆形或卵圆形。基层细胞矮柱状或立方形，较小，排列甚密，核圆或椭圆形。膀胱充盈状态时变移上皮细胞层次明显减少，浅层细胞扁平，上皮基底面紧接结缔组织，基膜不清。

四、示 教

（一）腺上皮

取材：动物颌下腺。

染色：HE染色法。

【肉眼观察】

不规则粉红色组织切片。

【镜下观察】

可见许多腺泡，染色深的是浆液性腺泡。颌下腺是以浆液性腺泡为主的混合腺，着色浅的黏液性腺泡较少，成群分布于着色深的浆液性腺泡之间。混合性腺泡的特点是：在一个黏液性腺泡的一侧可见有几个染色深的浆液性腺细胞构成的半月。

观察时，注意从细胞核的形态、位置、细胞质的染色深浅区别辨认腺泡的结构特点。

（二）电镜照片

1. 小肠上皮细胞 游离面：微绒毛，侧面：紧密连接、中间连接、桥粒。

2. 气管上皮细胞 纵、横断面：纤毛、微管、基体。

3. 纤毛（扫描电镜）。

4. 肾近曲小管基部 质膜内褶、基膜。

【复习思考题】

1. 在组织切片上，根据哪些形态结构特点确认上皮组织？
2. 细胞表面特化结构的类型及功能意义有哪些？
3. 单层柱状上皮主要分布在哪里？有何主要功能？
4. 归纳总结被覆上皮的分类、分布和功能。
5. 相邻上皮细胞间通过什么结构进行物质和信息交换？
6. 纤毛是怎样形成的？电镜结构如何？有何功能？
7. 比较复层扁平上皮和变移上皮在形态结构和功能上有何不同？
8. 复层扁平上皮还可分布在何处？有何名称及结构特点？
9. 光镜下如何区分浆液性腺泡及黏液性腺泡和混合性腺泡？
10. 如何划分内分泌和外分泌？

第三章　结　缔　组　织

一、主　要　内　容

结缔组织依细胞的类型、纤维的种类及排列的不同，分为疏松结缔组织、致密结缔组织、脂肪组织和网状组织。与上皮组织不同，结缔组织的细胞外基质成分（纤维和基质）的比重大大增加。正是由于形态变化丰富的纤维成分的出现，使得结缔组织的成分观察更具多样性。而不同类型的结缔组织区分均与细胞成分、纤维种类和纤维聚集程度的不同有关。在结缔组织观察之前，应首先理解和掌握结缔组织的分布特点（广泛性、填充性、包裹性、膜性、成束性），并了解纤维结构染色的嗜酸性等一般规律，然后就能较快地学会结缔组织的观察。与上皮组织的细胞紧密排列模式不同，结缔组织的细胞为散在分布，细胞外基质中的纤维成分较易观察。但因受到诸如切片厚度、白细胞聚集、组织 标本制作前期的组织牵拉、切面角度等因素的影响，可能会出现局部细胞密度偏高，影响细胞个体观察的情况。唯一的解决方法就是多观察以增强辨认能力。

由于结缔组织分布广泛，实验室提供的多数切片标本都可观察使用。除切片法以外，铺片法也是观察结缔组织纤维和细胞常用的方法。

二、实验目的和要求

1. 掌握疏松结缔组织、致密结缔组织、脂肪组织的光镜结构特点。

2. 掌握成纤维细胞、巨噬细胞、浆细胞、单泡脂肪细胞、网状细胞、胶原纤维束的光镜结构。

3. 熟悉结缔组织铺片和切片的细胞和纤维结构特点。

4. 了解网状组织的结构特点、分布和功能。

5. 绘图：疏松结缔组织切片：成纤维细胞、巨噬细胞、浆细胞、脂肪细胞。

三、实　验　内　容

（一）疏松结缔组织铺片

取材：小鼠肠系膜铺片。

染色：混合染色（活体染色-醛复红偶氮复染）。

为显示疏松结缔组织中巨噬细胞的形态特点，在活体小鼠皮下注射台盼蓝染料，存活数日后处死，取其肠系膜，用分离针分离平铺于玻片上，经固定、脱水和复合染色后即可在镜下观察。这种铺片在光镜下可见有两种纤维（胶原纤维、弹性纤维）和两种细胞（肥大细胞、巨噬细胞）。有时可见成纤维细胞。

【肉眼观察】

铺片呈紫红色不规则组织块。

【低倍镜观察】

选择薄而较透明的部位观察。较粗的粉红色纤维是胶原纤维。混杂在胶原纤维之间的细如发丝的紫色纤维即为弹性纤维。弹性纤维常为单条直行，有分支，交织成网，断端常卷曲。纤维之间有肥大细胞和巨噬细胞。

【高倍镜观察】

选择纤维较分散、细胞较多的部位观察，可见下列细胞：

1. 巨噬细胞　细胞轮廓清楚，形态多样，呈卵圆形或不规则形；细胞核小着色深（注意与成纤维细胞比较），胞质中可见吞噬的紫蓝色台盼蓝染料颗粒。

2. 肥大细胞　细胞三五成群分布，胞体呈圆形或卵圆形，胞质中充满着色深粗大的具有异染性的嗜碱性颗粒（因颗粒太密集而不能分辨）。

3. 成纤维细胞　细胞核为浅蓝色椭圆形，胞核中有 1～2 个核仁。细胞质染色很浅，隐约可见淡紫色的细胞轮廓，有的细胞质模糊不清。此种细胞量最多。

（二）疏松结缔组织切片

取材：动物小肠。

染色：HE 染色法。

【肉眼观察】

为小肠部分断面，可见数个突起，即环行皱襞断面，其中粉红色部分为疏松结缔组织。

【低倍镜观察】

找着染成红色的结缔组织—疏松结缔组织。可见胶原纤维成束，染成粉红色，不规则地交错行走。结缔组织细胞散在于纤维束之间。

【高倍镜观察】

详细观察胶原纤维和几种细胞。

1. 胶原纤维　用低倍镜观察。

2. 纤维细胞和成纤维细胞　数量最多，分布最广，大多贴近胶原纤维束。细胞质与基质染色相似，故细胞无明显界限，只能观察核的特点。

纤维细胞：核较小，椭圆形，染色较深，核仁不甚明显。

成纤维细胞：核较大，椭圆形，染色较浅，核仁大而明显。

3. 浆细胞　细胞界限清楚，细胞卵圆形，核圆形，常偏于一侧，染色质成粗大块状，靠近核膜，呈车轮状分布，核仁位于中央，核周有浅染区域。细胞质弱嗜碱性。

4. 巨噬细胞　形态不规则、圆形、卵圆形，胞质一般染成粉红色，细胞核圆形或卵圆形，染色比成纤维细胞染色深。

（三）腱

取材：动物肌腱。

染色：HE 染色法。

【肉眼观察】

长条形是腱的纵切面，短而近似圆形的是腱的横切面。

【低倍镜观察】

在纵切面上，可见粗而直的胶原纤维束紧密平行排列，分布在胶原纤维之间的腱细胞核成单行排列，呈蓝紫色。在横切面上，可见粗细不一的纤维束横切面，纤维束之间有腱细胞的细胞核。

【高倍镜观察】

腱细胞的胞核呈长梭形，胞质不明显。

（四）腱

取材：人肌腱。

染色：HE 染色法。

【低倍镜观察】

粉红色宽带状的胶原纤维束密集平行排列，胶原纤维束间腱细胞排列成行。标本一侧有少量骨骼肌附着。

【高倍镜观察】

腱细胞界限不清，略呈长方形，核呈深染的长杆状。

（五）不规则致密结缔组织和脂肪组织

取材：人手指皮肤。

染色：HE 染色法。

【肉眼观察】

标本呈长条状，根据染色深浅分三部分：着色最深的一面为表皮，靠近表皮的浅染区是真皮（为不规则致密结缔组织），真皮深面染色更浅的部分是皮下组织，由大量脂肪组织和少量疏松结缔组织构成。

【低倍镜观察】

可见圆形空泡状的脂肪细胞。许多脂肪细胞聚集成团，被结缔组织包裹形成脂肪小叶。

【高倍镜观察】

1. 真皮部分的不规则致密结缔组织，纤维束粗大，交织成致密的网，呈粉红色，可见其各种断面。细胞成分相对较少，多为成纤维细胞或纤维细胞（只能看清细胞核）。

2. 真皮下方为皮下组织，其中可见大量脂肪细胞堆积在一起。脂肪细胞较大，呈圆形、椭圆形或多边性。胞质呈空泡状，胞核及少量胞质被挤到细胞一侧，呈梭形紫蓝色。

（六）网状组织

取材：淋巴结。

染色：HE 染色法。

【肉眼观察】

淋巴结断面可观察到染色较深，结构较致密的边缘皮质区和染色较浅淡，结构较松散的中央髓质区。

【低倍镜观察】

网状组织由网状细胞和网状纤维组成。虽然网状组织含较多的网状纤维，但这类纤维纤细，且在 HE 染色标本中与胶原纤维无法分辨。所以，必须通过硝酸银染色才能观察到。网状细胞的观察则在 HE 染色标本中能实现，镜下寻找结构较松散，淋巴细胞较少的淋巴窦，转高倍镜观察。

【高倍镜观察】

镜下观察到的细胞大致可分为两类。胞体圆或卵圆，核圆的多为淋巴细胞系；而胞体不规则，细胞核形态多样性，有突起的则多是网状细胞或巨噬细胞。仔细在镜下寻找较理想的网状细胞。与淋巴细胞相比，网状细胞的核着色较浅，细胞核的形态略扁，胞质能观察到星状突起，突起相连能构成网架结构，该细胞因此而得名。相对于数量较多的淋巴细胞，网状细胞数量明显偏少。

四、示　教

（一）网状纤维

取材：动物的淋巴结。

染色：镀银染色法。

【高倍镜观察】

纤维染成黑色，细而分支多，交织成网。

（二）浆细胞

取材：动物的结缔组织。

染色：HE 染色法。

【高倍镜观察】

在疏松结缔中可见浆细胞，细胞呈圆或卵圆形，胞质嗜碱性强，染成蓝紫色，近核处有一浅的亮区；核圆形，常偏于细胞的一侧，核染色质致密呈块状，多位于核膜内侧，呈辐射状排列。

（三）成纤维细胞（肉芽组织）

取材：兔皮肤（造成创伤后，在伤口愈合过程中取材）。

染色：HE 染色法（Susa 液固定）。

【高倍镜观察】

可见新生的结缔组织（肉芽组织）内成纤维细胞数量很多，呈梭形或有较多突起，胞核椭圆形，大而染色较浅，核仁明显。胞质嗜碱性较强，染成蓝紫色。肉芽组织中有许多新生的毛细血管。细胞与血管周围为新形成的胶原纤维，染成粉红色。

（四）电镜照片

1. 成纤维细胞　细胞膜、细胞核、胞质内粗面内质网、核糖体及高尔基复合体。

2. 巨噬细胞　细胞表面有不规则的突起和微绒毛、胞质内的溶酶体、吞饮小泡和吞噬体。

3. 浆细胞　细胞圆形或卵圆形，核圆形、偏于一侧，染色质呈车轮状分布。胞质内有大量板层状排列的粗面内质网。此外，尚可见线粒体、高尔基复合体等。

4. 肥大细胞　胞体圆形、卵圆形，细胞表面有微绒毛，胞质内充满大小不等的膜包颗粒。

5. 胶原纤维　可见明暗相间的周期性横纹。

【复习思考题】

1. 归纳总结疏松结缔组织细胞成分的光镜形态结构特点及各自的功能。

2. 在 HE 染色铺片标本上，可见到疏松结缔组织的哪些成分？哪些成分看不到？为什么？

3. 在组织切片上如何区分上皮组织和结缔组织？

4. 结合结缔组织的细胞类型和功能，你所了解的哪些疾病与该组织有关？

5. 浆细胞在光镜下的形态结构特点？

6. 脂肪细胞在光镜下的形态结构特点？

第四章 血 液

一、主 要 内 容

血液属于体液的一种存在形式，成人血液内的细胞成分（红细胞、白细胞、血小板）来自骨髓组织和淋巴器官。血浆成分（水、电解质、蛋白质、激素、代谢物等）的来源复杂性和多器官性则能反映出血液与机体各器官系统的内在联系。所以临床医学可利用血液进行检验、诊断、治疗等。本章节学习的目的是掌握血液有形成分的光镜结构特点，了解造血组织的结构，为日后的进一步学习打好基础。

二、实 验 要 求

1. 光镜下能熟练掌握并分辨各种血细胞及血小板的形态结构。

2. 了解造血组织骨髓的形态结构。

3. 了解血细胞生成过程中其形态变化的基本规律。

4. 绘图：血涂片（红细胞、白细胞和血小板）。

三、实 验 内 容

（一）血涂片

取材：人外周血液涂片。

染色：Giemsa（姬姆萨）染色法或 Wright（瑞特）染色法。

取人末梢血（刺破耳垂或指端）一滴，置于一洁净之载玻片上，用另一载玻片以 45°角将血液推成厚薄均匀之涂片。干燥后，用 Wright 染液数滴加于血膜上作用 2～4min，再滴加等量的蒸馏水作用 4～6min，然后用水缓缓冲洗，干燥后以树胶封固。（瑞特染液所含成分为亚甲蓝、伊红、甲醇）。

【肉眼观察】

染色后的血涂片为淡红色。

【低倍镜观察】

选择涂片较薄、细胞均匀的部位观察。在视野内可见很多无核、浅红色的细胞，均为红细胞。在红细胞群之间可看到细胞核染色成紫蓝色的白细胞（在涂片的边缘较多）。挑选白细胞较集中的区域，转高倍镜对各类血细胞逐一仔细观察。

【高倍镜观察】

辨认红细胞、各种白细胞及血小板。

1. 红细胞 为镜下主要细胞，体积大小较接近，圆盘形，直径 7～8μm，细胞无核，多数细胞周边着色较深、中央着色浅。

2. 白细胞 根据细胞大小、胞质内特殊颗粒的类型、胞质染色特征和细胞核形态及分叶特征，白细胞分为五种不同类型：中性粒细胞、嗜酸性粒细胞、嗜碱性粒细胞、淋巴细胞和单核细胞。

（1）中性粒细胞：数量最多，圆形，直径 10～12μm。细胞核呈弯曲杆状或分叶，分叶 2～5 叶，叶间有染色质丝相连，胞质浅红色，胞质内隐约可见数量较多、细小均匀染成淡紫红色的颗粒。

（2）嗜酸粒细胞：圆形，直径 10～15μm。胞体较大，数量少于中性粒细胞，核形态较饱满，以 2 叶多见，核染色较中性粒细胞浅，且核外形较丰满。胞质内充满粗大、均匀、橘红色颗粒。标本上较难找到。

（3）嗜碱性粒细胞：圆形，直径 10～12μm。细胞大小与中性粒细胞相近。细胞核着色浅，呈 S 型或不规则形，轮廓模糊。胞质内可见分布不均、形态不规则、大小不等的染成紫蓝色颗粒，可覆盖在核上。数量少，故标本上亦较难找到。

（4）淋巴细胞：圆形，大小不等。小淋巴细胞数量较多，小淋巴细胞圆形，一侧常可见到凹痕，体积大小与红细胞相近，核大圆形，细胞核因异染色质多聚集成块而染成深蓝色，少量天蓝色胞质环绕胞核。中淋巴细胞体积较大，以卵圆形多见，核染色质较稀疏，染色较浅，胞质较小淋巴细胞多，胞质内可见少量嗜天青颗粒。大淋巴细胞在血涂片中不易看到。

（5）单核细胞：细胞体积大，直径 14～20μm；圆形或椭圆形；细胞核体积较大，细胞核形态多样：卵圆形、肾形、马蹄形或不规则形等，核内异染色质较少，染色较浅，呈网格状；胞质较丰富，染色灰蓝，胞质内可见少量嗜天青颗粒。

3. 血小板 体积较小；形态不规则；在血细胞之间，常成群分布；其周围胞质透明，略呈淡蓝色，中央含有许多紫红色血小板颗粒。在制作血涂片时，常发生凝集而造成分布上的不均等和成群现象。

（二）白细胞分类计数

血液中各类白细胞是有一定比例的，临床上常用百分比来记述（又称为白细胞分类计数）。当患某些疾病时，白细胞的分类计数也会相应的发生改变。学会计数方法有助于了解疾病情况和帮助诊断。

计数方法如下：

1. 请选择血涂片均匀，染色较浅的部位置低倍镜下。首先认出无细胞核且数目最多的红细胞，其次找出细胞核染成紫蓝色的各种白细胞，转高倍镜观察。

2. 高倍镜下辨认各种白细胞。按图 4-1 所示移动血涂片，把每个视野内所观察的白细胞分类别计数记录在表内（表 4-1），至细胞总数为 100 个时，即可计算出各种白细胞的百分比计数。

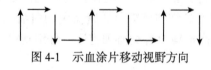

图 4-1　示血涂片移动视野方向

表 4-1　白细胞分类计数表

白细胞类型	10	20	30	40	50	60	70	80	90	100	积累（%）	正常值（%）
中性粒细胞												50～70
嗜酸粒细胞												0.5～3
嗜碱粒细胞												0～1
淋巴细胞												25～30
单核细胞												3～8

四、示 教

（一）网织红细胞

取材：人的外周血液（涂片）。

染色：煌焦油蓝染色法（取一滴血与煌焦油蓝染液混合，制成涂片）。

【高倍镜观察】

红细胞呈淡绿色，网织红细胞内有深蓝色的细网或颗粒。

（二）嗜酸粒细胞

圆形，直径 10～15μm。胞体较大，数量少于中性粒细胞，核形态较饱满，以 2 叶多见，核染色较中性粒细胞浅，且核外形较丰满。胞质内充满粗大、均匀、橘红色颗粒。

（三）嗜碱性粒细胞

圆形，直径 10～12μm。细胞大小与中性粒细胞相近。细胞核着色浅，呈 S 型或不规则形，轮廓模糊。胞质内可见分布不均、形态不规则、大小不等的染成紫蓝色颗粒，颗粒可以覆盖在核上。

（四）红骨髓

取材：人的红骨髓（涂片）。

染色：Wright（瑞特）染色法。

【油镜观察】

红细胞系、粒细胞系及血小板发生过程中的细胞形态演变。

1. 红细胞系的发生

原红细胞：圆形或不规则形，胞质深蓝色，近边缘处色稍淡，边缘有伪足状突出。核圆形，核染色质呈粗颗粒状，核仁呈深紫色。

早幼红细胞：圆形，体积比原红细胞略小，胞质染成深蓝色不透明。核呈圆形，核染色质呈粗颗粒状，偶见核仁。

中幼红细胞：圆形，体积比早幼红细胞略小，蓝色胞质中出现红色的血红蛋白，故呈灰红色的嗜多色性。细胞核变小，核染色质致密，成小团块。

晚幼红细胞：较成熟红细胞略大，胞质染成紫红色或橘红色。核小而圆或不规则形，核染色质致密深染。

2. 粒细胞系发生

原粒细胞：圆形，胞质量少，均匀呈天蓝色，边缘有时色深，无颗粒。核圆形或卵圆形，核染色质呈细网状，有 2～5 个核仁。

早幼粒细胞：圆形或卵圆形，胞质弱嗜碱性，呈浅蓝色，含大小不等紫色的嗜天青颗粒，特殊颗粒少，不易辨认。核呈圆形或半圆形，核染色质呈粗网状，偶见核仁。

中幼粒细胞：圆形，胞质弱嗜碱性，出现特殊颗粒，根据特殊颗粒种类可区分为嗜中性、嗜酸性、嗜碱性三种粒细胞。核圆形或卵圆形，在细胞中央或一侧，核染色质致密粗糙，无核仁。

晚幼粒细胞：体积比中幼粒细胞略小，圆形，胞质嗜酸性，充满特殊颗粒。核为肾形或马蹄铁形，占胞体一半左右，核染色质呈致密块状。

3. 巨核细胞 胞体很大，呈不规则形，胞质着浅蓝色或粉红色，含大量紫色的嗜天青颗粒。核大呈分叶状。染色质为粗块状，无核仁。

（五）电镜照片

1. **红细胞**（扫描电镜）。

2. **中性粒细胞** 细胞核、嗜天青颗粒、特殊颗粒。

3. **嗜酸性粒细胞** 细胞核、嗜酸性颗粒（含有长方形或杆状结晶）。

4. **淋巴细胞** 核的一侧有凹痕、线粒体、游离核糖体、嗜天青颗粒。

5. **单核细胞** 核形态不规则、吞噬泡、线粒体、嗜天青颗粒。

6. **血小板** 微管束、糖原、血小板颗粒。

【复习思考题】

1. 白细胞的类型、基本形态特征和各自的功能。

2. 嗜酸粒细胞与嗜碱性粒细胞在光镜下各自有何形态结构特点？

3. 在光镜下如何区别中淋巴细胞与单核细胞？

4. 网织红细胞中的网状结构由何种细胞器构成？

5. 简述红骨髓的组织结构。

6. 红细胞光镜下的形态结构有何特点？

第五章　软骨和骨组织

一、概　　述

软骨由软骨组织和软骨膜组成。根据软骨基质中所含纤维的成分不同，软骨组织可分为透明软骨、纤维软骨和弹性软骨三种。胎儿时期，软骨是其体内主要的支架结构。出生后，仅关节软骨、咽喉和呼吸道等部位还保留软骨组织，其他软骨通过骨化过程，逐渐被骨组织取代。

骨由骨组织、骨髓和骨膜组成。观察骨组织有两点需要注意：一是骨组织内纤维、基质和细胞的板层（骨板）排列方式；二是骨组织中血管走行方向与骨膜的关系。骨的内部结构既符合生物力学原理，又可进行适应性的结构更新和改建。骨组织中的腔隙是血细胞生成的部位。此外，机体内绝大部分的钙、磷是贮存在骨质内的。

二、实　验　要　求

1. 掌握透明软骨的光镜结构。

2. 了解弹性软骨和纤维软骨的光镜结构特点。

3. 掌握骨组织的细胞类型和功能及密质骨的光镜结构。

4. 掌握骨组织发生的基本过程。

5. 熟悉骨的发生方式。

6. 绘图：透明软骨、密质骨。

三、实　验　内　容

（一）透明软骨

取材：气管软骨。

染色：HE 染色法。

【肉眼观察】

气管的横切面为圆环状或片状，其中淡蓝灰色的半环，即透明软骨。

【低倍镜观察】

从软骨表面向中心的顺序观察。

1. 软骨膜　位于透明软骨表面，染成粉红色。由致密结缔组织构成。外层纤维多，细胞少；内层则相反。

2. 软骨组织

（1）基质：着色蓝红深浅不一。不同部位基质的染色情况与该处硫酸软骨素的含量有关：硫酸软骨素呈嗜碱性，含量越从外到内的颜色变化是由浅粉红色变成蓝色或紫蓝色。软骨细胞周围的基质呈强嗜碱性。含量越多，嗜碱性越强，染蓝色越深；含量越少，染色越浅。含胶原原纤维较多处为嗜酸性，呈粉红色。

（2）软骨细胞：位于软骨陷窝内。软骨细胞的形状和排列与软骨的发育方式有关。靠近软骨膜的细胞较小，扁椭圆形，单独存在，多平行于软骨表面排列，这是由软骨膜内层骨原细胞所分化的软骨细胞。越近软骨中央则细胞越大，呈圆形或椭圆形，常见 2～8 个软骨细胞成群分布（即同源细胞群）。这是软骨细胞分裂的结果。

（3）软骨囊：为包绕软骨细胞周围的新生软骨基质，含硫酸软骨素较多，故嗜碱性较强，切片中所见多呈环形。

【高倍镜观察】

1. 软骨囊 为软骨细胞周围的基质，嗜碱性强，染色较深。

2. 软骨细胞 软骨细胞位于软骨陷窝内，细胞圆形或椭圆形，胞质少，细胞核小而圆，核仁明显。由于在制片过程中，经固定和脱水后，细胞收缩。因此，细胞与软骨囊之间出现透亮的空隙，此为陷窝的一部分。在活体上软骨细胞占据整个软骨陷窝。

（二）骨磨片

取材：人长骨骨干。

染色：硫堇染色法。

【肉眼观察】

骨磨片呈黄褐色。

【低倍镜观察】

镜下可见许多同心圆排列的结构，即为哈弗斯系统（骨单位）。每个哈弗斯系统的中央有一管腔即为中央管，管腔内沉积着棕褐色的染料。哈弗斯骨板围绕中央管呈同心圆排列。一些中央管之间相连的管道为穿通管。哈弗斯系统之间可见一些不规则的骨板称间骨板。

【高倍镜观察】

哈弗斯系统以中央管为中心，数层哈弗斯骨板呈同心圆排列。骨板内或骨板间有许多椭圆形的骨陷窝（因骨陷窝内有染料而呈棕褐色）。骨陷窝向四周伸出许多细线样的骨小管。相邻骨陷窝之间的骨小管彼此相通。在每个哈弗斯系统表面，有折光性较强的粘合线，骨小管在此终止。

（三）骨磨片

取材：人长骨骨干。

染色：大力紫浸染法。

【肉眼观察】

骨磨片呈紫蓝色。

【低倍镜观察】

1. 外环骨板 位于骨表面，为与骨表面平行排列的数层骨板。骨板间有骨陷窝，为紫色染料所充满。

2. 内环骨板 沿骨髓腔表面排列的骨板，不太规则。骨板间亦有骨陷窝。

3. 哈弗斯系统 又称骨单位，位于内、外环骨板之间，骨板呈同心圆排列。每层骨板称哈弗斯骨板，骨板间有骨陷窝。哈弗斯骨板的中央是哈弗斯管（中央管），常见两哈弗斯管之间有福克曼管（穿通管）相连。哈弗斯管、福克曼管和骨陷窝均由紫色染料所充填而显见。

4. 间骨板 位于哈弗斯系统之间，呈半环形或不规则形，为陈旧的哈弗斯骨板或环骨板被吸收后的残余部分，其中无中央管。

5. 黏合线　每一骨单位外面的环形轮廓线，骨磨片上呈白色。注意骨小管不越过粘合线。

【高倍镜观察】

1. 骨陷窝　为骨细胞胞体所在的空间，顺着骨板排列。较小，呈梭形，内充满紫色染料。

2. 骨小管　是与骨陷窝相连的许多细小管道，为骨细胞突起所在的空间，其中也充填着紫色染料。相邻骨陷窝之间的骨小管彼此相通。在每个哈弗斯系统表面，有折光性较强的粘合线，骨小管在此终止。

(四) 脱灰骨（骨切片）

取材：人的长骨干（脱钙后）。

染色：HE 染色法。

【肉眼观察】

粉红色的骨切片。一块是骨的纵切面，另一块是横切面。先观察横切面。

【低倍镜观察】

1. 骨膜

（1）骨外膜：位于外表面，致密结缔组织构成。

（2）骨内膜：内衬于骨髓腔表面，极薄，仅能看到一层卵圆形的细胞核。

2. 骨板　骨外膜和骨内膜之间有四种骨板。

（1）外环骨板：位于骨表面；骨板与骨表面平行排列，层次较多而整齐。

（2）内环骨板：位于骨髓腔面，沿骨髓腔面排列，骨板层次少且厚薄不一。

（3）哈弗斯系统：位于内、外环骨板之间，哈弗斯系统中央为中央管，管内有神经和血管。数层哈弗斯骨板围绕中央管呈同心圆排列。

（4）间骨板：位于哈佛斯系统之间，是大小不等、排列不规则的骨板。

标本中还能见到一些纵切或斜切的管道，内含血管、神经，系穿通管。穿通管还可与中央管相通。

【高倍镜观察】

1. 骨板　仔细观察骨单位，可见相邻骨板明暗不同，这是因为相邻骨板中的胶原纤维互呈直角排列所致。纤维被横断的骨板较暗，呈点状。纤维被纵断的骨板较亮，呈横条状的纤维束。

2. 骨陷窝　位于骨板间或骨板内，单个分散排列，呈椭圆形，是骨细胞胞体所在的腔隙。因制片时，骨细胞收缩，故仅能看到蓝色的核或骨细胞脱落后剩下的白色的骨陷窝。

3. 骨小管　从骨陷窝向四周伸出的许多放射状小管（不易看见，需将光线调暗，转动微调才能见到）。

纵切面：镜下可见许多纵断的中央管及纵断的哈弗斯骨板。骨陷窝随骨板平行排列。内环骨板和外环骨板也被纵断，呈平行排列的纵纹状。并能看到与管长径相垂直或呈锐角进入的穿通管。

(五) 骨发生

取材：胎儿颅骨（扁骨）（膜内成骨）。

方法：HE 染色法。

【低倍镜观察】

骨的表面有骨膜，中心有一些大小不等、形态不一、粉红色的小骨片。在骨片表面有一层规则排列的柱状或椭圆形细胞为成骨细胞。骨片之间有疏松结缔组织和血管。

【高倍镜观察】

成骨细胞 胞体柱状、立方形或椭圆形，胞质嗜碱性，多于骨片表面排成一列。

（六）骨发生

取材：婴儿指骨（软骨内成骨）。

染色：HE 染色法。

【肉眼观察】

标本为手指的纵切面，表面为皮肤，内部有三块指骨。选择一完整的指骨观察。两端膨大为骨骺，呈浅蓝色，是透明软骨；中间较窄的部分是骨干，染成红色，骨干中间是骨组织和骨髓。

【低倍镜观察】

指骨属于长骨，其发生方式主要是软骨内成骨。从软骨的关节面一端开始观察，逐渐向中间方向移动，依次分辨出以下结构。

1. 软骨储备区 是一般的透明软骨，软骨细胞小，分散存在，软骨基质弱嗜碱性。

2. 软骨增生区 软骨细胞增大，同源细胞群纵行排列形成软骨细胞柱。

3. 软骨钙化区 软骨细胞肥大，胞质呈空泡状，核固缩。一些细胞退化死亡，留下大陷窝。基质较窄。有钙盐沉积，呈强嗜碱性。

4. 成骨区 在残留的灰蓝色的软骨基质表面，被覆薄层红色的新生骨组织，共同形成条索状的过渡型骨小梁，其表面有成骨细胞；骨小梁之间的腔隙是初级骨髓腔，内含造血组织（红骨髓）。该区为初级骨化中心。

5. 骨领 骨髓腔的两侧为已经形成的较厚的骨组织，为骨领（膜内成骨方式形成），嗜酸性，染成红色。可见骨陷窝及其中的骨细胞，但此时的骨组织尚属非板层骨。骨领不断增厚钙化逐渐形成骨干，这是长骨增粗的方式。

6. 骨膜 骨领表面的致密结缔组织，骨膜与骨领之间可见一层成骨细胞。

【高倍镜观察】

着重观察成骨细胞、骨细胞和破骨细胞。

1. 成骨细胞 分布在骨领的外表面和成骨区新生骨组织的表面。细胞整齐排列成一层，细胞呈矮柱状、椭圆形或不规则形，胞质嗜碱性，呈紫蓝色。

2. 骨细胞 位于骨组织中，单个散在，由于细胞收缩，其周围出现空隙，即骨陷窝。

3. 破骨细胞 数目较少，常位于骨组织表面的凹面，细胞体积大，呈不规则形，有多个细胞核，胞质嗜酸性强，染成红色。

四、示　教

（一）弹性软骨

取材：人的耳郭。

染色：弹性染色法。

【高倍镜观察】

可见软骨细胞较密集，细胞之间的基质中含大量弹性纤维，紫蓝色，交织成网。显示软骨内染成棕褐色的弹性纤维，密集纵横交错成网。

（二）纤维软骨

取材：人的椎间盘。

染色：HE 染色法。

【高倍镜观察】

可见染成粉红色的胶原纤维，数量多，平行或交错排列。软骨细胞成行排列于纤维束之间。

（三）电镜照片

1. 成骨细胞　发达的粗面内质网、高尔基复合体。

2. 破骨细胞　皱褶缘、丰富的线粒体、高尔基复合体、溶酶体、吞饮小泡。

【复习思考题】

1. 以透明软骨为例，论述软骨组织的结构特点。

2. 软骨膜由什么构成？有何功能意义？

3. 软骨组织的生长方式有哪些？

4. 哈弗斯系统在光镜下的形态结构特点是什么？

5. 试述骨细胞的类型、分布和形态结构特点。

6. 骨膜对软骨和骨的修复和再生有何意义，为什么骨膜移植能够治疗骨和软骨的缺损？查阅文献，了解组织工程技术在软骨和骨的研究领域中都有哪些成就？

7. 解释下列名词：软骨陷窝、软骨囊、同源细胞群、骨陷窝、骨小管、骨板、间骨板、哈弗氏系统（骨单位）、类骨质。

第六章 肌 组 织

一、概　述

　　肌组织主要由肌细胞组成，肌细胞间有结缔组织、血管、神经等。肌细胞呈细长纤维状，又称肌纤维，其细胞膜称肌膜，细胞质称肌浆。肌组织分骨骼肌、心肌和平滑肌三种。前两种属横纹肌。

　　骨骼肌受躯体神经支配，可随意收缩，一般借肌腱附于骨骼。包裹整块肌肉的结缔组织膜为肌外膜，包裹肌束的结缔组织称肌束膜，每条肌纤维外的薄层结缔组织称肌内膜。肌膜的作用是支持、连接、营养和功能调整。在肌纤维表面有一种扁平、有突起的细胞，称肌卫星细胞，该细胞具有干细胞性质，可增殖分化，参与肌纤维的修复。

　　心肌是有横纹的不随意肌，分布于心脏和邻近心脏的大血管近段。心肌收缩具有自动节律性，缓慢而持久，不易疲劳。心肌细胞一般不再分裂，受伤后由四周的结缔组织细胞来修复。

　　平滑肌广泛分布于血管壁和许多内脏中空器官（呼吸、消化、泌尿和生殖器官等），又称内脏肌。平滑肌是不随意肌，收缩速度缓慢但持久。

二、实 验 要 求

　　1. 掌握三种肌纤维纵切面及横切面的形态结构特点。
　　2. 区分光镜下三种肌组织的结构特点。
　　3. 绘图：骨骼肌、心肌（纵、横切面）。

三、实 验 内 容

（一）骨骼肌

　　取材：兔骨骼肌。
　　染色：HE 染色法。
　　【肉眼观察】
　　标本上有两块组织，长条形的为纵切面，椭圆形的为横切面。

§1. 纵切面

　　重点观察骨骼肌纤维的结构。
　　【低倍镜观察】
　　骨骼肌纤维呈长带状，相互平行排列。每条带状结构的周边（即肌纤维周边）有多个椭圆形紫蓝色细胞核，往往成串排列。肌纤维之间有少量结缔组织、成纤维细胞核及毛细血管。

　　【高倍镜观察】
　　适当将视野调暗。每条肌纤维有许多椭圆形的核，位于肌纤维的周边（注意与周围结缔组织细胞核相区别）。骨骼肌纤维的核位于肌膜内侧。肌浆丰富。每条肌纤维上可见明暗相间的横纹。色深的是暗带（A 带），暗带中间有色浅的 H 带。明带（I 带）色浅，其中央有一条细线为 Z 线。

§2. 横切面

重点观察骨骼肌做为器官的结构。

【低倍镜观察】

标本表面有致密结缔组织包绕为肌外膜（即深筋膜）；肌外膜伸入肌肉内，形成隔，包裹着每一束肌纤维形成肌束膜；肌束的大小不等，形状不规则。每条肌纤维周围有薄层结缔组织为肌内膜（不易分辨）。

【高倍镜观察】

肌纤维的横切面呈多边形，大小不一。核位于肌膜下，呈圆形或卵圆形。肌纤维内有许多红色点状的肌原纤维，肌原纤维之间是肌浆，呈粉红色。肌纤维之间可见少量的结缔组织及血管。

（二）心肌

取材：动物心脏。

染色：HE 染色法。

【肉眼观察】

标本为一块染成红色的心肌组织。

【低倍镜观察】

心肌纤维排列方向不一致，有纵、横、斜等切面，肌纤维之间有结缔组织和毛细血管。

【高倍镜观察】

纵切面：心肌纤维较骨骼肌纤维细而短，有分枝，相互吻合成网。细胞核卵圆形，位于肌纤维的中央。有时可见双核。细胞核周围肌浆丰富，故核的两端着色浅并有棕黄色的脂褐素颗粒。有暗带和明带构成的横纹，但不如骨骼肌明显。相邻肌纤维的连接处深暗的线条即闰盘。

横切面：心肌纤维呈圆形或不规则，大小不等。肌原纤维呈点状，着红色，分布在肌纤维的周边。细胞核位于肌纤维中央，呈圆形，有的断面未见细胞核。肌浆着色甚浅，由于肌浆在核的周围较多，故在未切到核的细胞中央往往可见浅染区。

（三）平滑肌

取材：动物空肠。

染色：HE 染色法。

【肉眼观察】

标本上凹凸不平为小肠的内面，外层粉红色即为平滑肌形成的肌层。

【低倍镜观察】

纵切面平滑肌纤维呈长梭形，横切面平滑肌纤维呈大小不一圆点形。

【高倍镜观察】

纵切面：平滑肌呈梭形，相邻的肌纤维彼此交错相互嵌合，肌浆染色红呈均质性；核位于细胞的中央，呈杆状，由于细胞收缩使核变形而呈螺旋形或边缘为锯齿形，染色质较少，故核着色较浅。

横切面：平滑肌纤维呈大小不等的圆形，有的切面中央有圆形的核，有的切面中见不到细胞核。

（四）平滑肌

取材：兔的膀胱。

染色：HE 染色法。

【肉眼观察】

薄的是扩张状态的膀胱，厚的是收缩状态的膀胱，着红色处是膀胱内的平滑肌。

【低倍镜观察】

在已观察过的变移上皮下面找到平滑肌。平滑肌染色较其附近的结缔组织更红。由于平滑肌在膀胱内呈数层分布，各层平滑肌纤维排列的方向不同，故可见到肌纤维的纵、横及斜断面。

1. 纵切平滑肌纤维　呈长梭形，细胞核呈椭圆形或杆状。

2. 横断平滑肌纤维　呈大小不等的圆形或多边形，细胞核呈圆形。

3. 斜切平滑肌纤维　呈梭形，细胞核呈椭圆形。

【高倍镜观察】

平滑肌纤维的纵断面：呈长梭形，肌膜很薄，不易看清，细胞质染色较红，如将视野光线调至稍暗，或可见其中有极细的细丝沿肌纤维的纵轴排列。细胞核呈长杆状，位于肌纤维中央，细胞核染色质较少，染色较浅。在细胞核内可见一、二个明显的核仁。在核的两端肌浆较丰富。

平滑肌纤维的横断面：呈圆形或因密集相依呈多边形。若为肌纤维中央断面，在肌纤维内可见胞核的横断面，为圆形。若为肌纤维两端断面，则肌纤维内看不到细胞核。

四、示　　教

（一）骨骼肌横纹

取材：动物骨骼肌。

染色：铁苏木素染色法。

【高倍镜观察】

可见骨骼肌纤维的各种断面，肌纤维染成蓝黑色。在纵断面上的肌纤维上可看到清楚的横纹（明带、Z 线、暗带、H 带）。横断面上可看到点状分布的肌原纤维，细胞核位于周边。

（二）闰盘

取材：动物心脏。

染色：铁苏木素染色。

【高倍镜观察】

可见通过铁苏木精染色，可以清楚地观察到心肌纤维的横纹及闰盘。闰盘被染成蓝黑色，相邻两个闰盘之间为一个心肌细胞，其中央常见 1 个细胞核。闰盘位于相邻的心肌纤维接触的地方，染色深，与肌纤维长轴垂直。

（三）电镜照片

1. 骨骼肌纤维（纵、横断面）　肌原纤维、明带、暗带、Z 膜、H 带、M 膜、肌节、粗肌丝、细肌丝、横小管、肌浆网、终池、三联体、线粒体。

2. 心肌纤维（纵、横断面）　横小管、肌浆网、二联体、线粒体、闰盘。

3. 平滑肌 细胞骨架系统发达（密斑、密体、中间丝）、小凹。

【复习思考题】

1. 在组织切片上如何区别骨骼肌、心肌和平滑肌？

2. 骨骼肌纤维的横纹是如何形成的？

3. 为什么骨骼肌纤维的收缩快、强而有力，且肌原纤维收缩是同步性的？试从其结构特点来说明。

4. 比较骨骼肌、心肌和平滑肌在光、电镜下结构的异同点。

5. 解释名词：肌纤维、肌原纤维、肌丝、肌质网、横小管、肌节、三联体、二联体、闰盘、肌内膜、肌束膜、肌外膜。

第七章　神　经　组　织

一、概　　述

　　神经组织由神经细胞和神经胶质细胞组成。神经细胞又名神经元，是神经组织结构和功能的基本单位。神经元间以突触彼此相连，形成复杂的神经通路和网络。神经元具有接受刺激，传递神经冲动，整合处理、存贮体内外各类信息等功能，有些还具内分泌的功能。神经胶质细胞数量多于神经元，对神经元起支持、保护、营养和绝缘等作用。

　　神经元形态不一，分胞体和突起两部分。胞体形态多样，大小差别悬殊，是营养和代谢中心，胞体越大其发出的突起越长。神经元胞体分布在中枢神经系统的灰质和核团内及周围神经系统的神经节内。突起分树突和轴突，能接受信息和传导冲动。胞体和突起外均有细胞膜，为可兴奋膜，其性质取决于膜上的膜蛋白，膜蛋白分离子通道蛋白和受体两大类。

　　神经元根据突起的多少可分为多极神经元、双极神经元和假单极神经元三类。

　　神经胶质细胞是中枢神经系统中除神经元外的一大类的细胞，在中枢神经系统中主要的胶质细胞是星形胶质细胞、少突胶质细胞和小胶质细胞。在周围神经系统中的神经胶质细胞包括施万细胞和卫星细胞。神经胶质细胞分布在神经元与神经元之间、神经元与非神经细胞之间，对神经元具有支持，保护和营养的作用。

　　神经纤维由神经元长轴突及包绕它的神经胶质细胞组成的传导纤维称神经纤维，它是构成中枢和周围神经系统的重要成分。根据胶质细胞包绕神经纤维的方式分两类：有髓神经纤维和无髓神经纤维。在周围神经系统，有髓神经纤维由施万细胞（神经膜细胞）分段包绕，形成轴突、髓鞘和神经膜三部分结构。纤维呈节段状，缩窄处称郎飞结；相邻两个郎飞结之间的一段神经纤维称结间体，由一个施万细胞包绕而成；用锇酸固定和染色，可见髓鞘切迹或施-兰切迹（Schmidt-Lantermann incisure）。

　　在中枢神经系统，有髓神经纤维由少突胶质细胞分段包绕，一个少突胶质细胞可发出多个突起同时包绕几根神经纤维。无髓神经纤维只是穿插通过胶质细胞，不形成髓鞘和郎飞节，主要见于植物性神经的节后纤维。神经纤维的功能是传导神经冲动。冲动的传导是在轴膜上进行的，有髓神经纤维的神经冲动呈跳跃式，传导速度快，无髓神经纤维的神经冲动沿轴膜连续传导，传导速度慢。

　　周围神经系统的神经纤维集合形成神经纤维束，若干神经纤维束聚集构成神经，包裹在神经表面的致密结缔组织称神经外膜，包裹神经纤维束的结缔组织为神经束膜，神经纤维间充填的薄层结缔组织称神经内膜。

　　神经末梢是周围神经纤维的终末部分。分感觉神经末梢和运动神经末梢两类。感觉神经末梢为感觉神经元周围突的末端，通常和周围的组织共同构成感受器，把接受的内、外环境刺激转化为神经冲动，产生感觉。

　　感觉神经末梢又分为：①游离神经末梢：位于皮肤、角膜等处，感受冷、热、轻触和痛觉。②有被囊神经末梢：触觉小体分布在皮肤的真皮乳头，产生触觉；环层小体分布在皮下组织、腹膜、肠系膜、韧带和关节囊等处，产生压力和振动觉。肌梭分布在骨骼肌内，属本体感受器。

运动神经末梢包括躯体运动神经末梢和内脏运动神经末梢。①躯体运动神经末梢：属神经-肌肉突触，分布于骨骼肌，又称运动终板或神经肌连接，一个运动神经元及其支配的全部骨骼肌纤维合称一个运动单位。②内脏运动神经末梢：分别支配平滑肌、心肌、腺体。内脏运动神经较细，无髓鞘，分支末段呈串珠样膨体，贴附于平滑肌、心肌纤维表面或穿行于腺细胞之间，并与效应细胞形成突触。

二、实 验 要 求

1. 掌握神经元的形态结构特点及神经元的类型。
2. 掌握周围神经系统的有髓神经纤维的结构特点。
3. 了解神经的组成。
4. 了解神经末梢及神经胶质细胞的形态结构特点。
5. 绘图：神经元、周围神经系统的有髓神经纤维。

三、实 验 内 容

（一）多极神经元

取材：猫的脊髓。

染色：HE 染色法。

【肉眼观察】

脊髓横断面呈扁圆形，其外面包裹着脊髓膜。周围浅红色的是白质。灰质居中，着色较红，呈蝴蝶形（或称 H 形），灰质又有四个突出的部分。两个较短粗的突起为前角，伸向腹侧；两个较细长的突起为后角，伸向背侧。

【低倍镜观察】

先辨认灰质和白质及灰质的前角和后角。

1. 质中为神经纤维集中所在处，即传导束，其中多为有髓神经纤维的横断面。

2. 灰质中含有神经元的胞体、树突、大量神经胶质细胞和无髓神经纤维。灰质前角中有体积很大的神经元胞体，数量多，成群分布，这就是前角运动细胞，着紫蓝色，为前角的神经元的胞体。后角中的神经细胞较小，数量较少，分散排列。神经元之间可见许多小而圆的细胞核是神经胶质细胞的核。脊髓中央的空隙为脊髓中央管，由立方形或矮柱状室管膜细胞构成其管壁。

【高倍镜观察】

前角多极神经元属于运动神经元。

1. 胞体 大，呈多角形，伸出数个突起。核位于细胞中央，大而圆；常染色质多，染色浅，呈空泡状；核仁明显，圆而大，着红色。胞质中含许多蓝紫色块状或颗粒状的尼氏体。

2. 树突 可见一个或数个树突的根部，树突从胞体发出时较粗大，逐渐变细，内含尼氏体。

3. 轴突 只有一个（不易切到）。较细长，粗细均匀，呈粉红色，轴突自胞体发出处的胞质呈圆锥形，为轴丘。轴丘、轴突均不含尼氏体。

（二）周围神经系统的有髓神经纤维和神经

取材：猫的坐骨神经。

染色：HE 染色法。

【肉眼观察】

标本上有两块组织，长条状的是神经的纵切面。圆形的是横切面。

神经的纵切面：重点观察神经纤维的构造。

【低倍镜观察】

1. 纵切面 可见许多神经纤维平行排列，由于排列较紧密，故每条神经纤维界限不易辨认。在神经纤维之间、神经束之间以及整个神经的外表面都有结缔组织和血管。

2. 横切面 重点了解神经的组成。

（1）神经外膜：在周围神经外面包有的一层致密结缔组织。

（2）神经束膜：外膜包裹许多大小不等的圆形结构即神经纤维束，每一神经束的外层结缔组织为神经束膜。神经束内被横断的有髓神经纤维呈大小不等的环状结构，中央的粉红色小点为轴突。其周围的浅染区相当于髓鞘，髓鞘周围一层环行粉红色的结构为神经膜。

（3）神经内膜：每条神经纤维周围的少量结缔组织为神经内膜。

【高倍镜观察】

1. 纵切面

（1）轴突：神经纤维的中轴一条呈紫红色的线。

（2）髓鞘：位于轴突两侧，呈粉红色稀疏网状结构（因制片时，髓鞘的类脂质被溶解，仅残留蛋白质）。

（3）施万细胞：位于髓鞘外面，细胞质很薄，呈粉红色细线。施万细胞的细胞核呈椭圆形或杆状，染色较浅；在细胞核附近，其细胞质较明显。

（4）神经膜：位于髓鞘两侧，为红色的细线。

（5）郎飞结：每条神经纤维的一定距离上，髓鞘中断，形成一缩窄。

神经纤维之间尚有少量结缔组织，此即神经内膜，内含成纤维细胞，核小且染色较深，可与神经膜细胞相区别。

2. 横切面 神经纤维的横切面呈圆形，粗细不等，选择一条典型的神经纤维进行观察。神经纤维的中央是轴突，常染成紫红色（部分呈淡红色较粗，这是由于制片过程中轴突膨胀所致）。轴突的周围是髓鞘，髓鞘呈空白状、空网状或车轮状包围着轴突（其空白处为髓鞘中的髓磷脂被溶解所致），在髓鞘之外为神经膜。神经纤维粗细不等，髓鞘厚薄与轴突的粗细成正比，轴突粗的神经纤维髓鞘厚，轴突细的神经纤维髓鞘薄。有时在其边缘可见到半月形的施万细胞核（神经膜细胞核），神经膜外面的薄层结缔组织为神经内膜，其中可见扁平或椭圆形、染色深的纤维细胞核（注意区分神经膜与神经内膜）。

（三）假单极神经元

取材：脊神经节切片。

染色：HE 染色法。

【肉眼观察】

标本为脊神经节切片，呈条块状结构。

【低倍镜观察】

神经节的外周是结缔组织构成的被膜，节内有粗细不等的神经纤维，平行排列，集合成束，把许多大而圆的脊神经节细胞分隔成若干个群。

【高倍镜观察】

假单极神经元胞体呈圆形，大小不等。由于假单极神经元只有一个胞突，故很难见到胞突。

横切面：整条坐骨神经外面有结缔组织包绕，即神经外膜。结缔组织伸入神经干将神经干分成若干个圆形、大小不等的神经束，组成神经束膜，每个神经束内，有大量圆形神经纤维断面。每条神经纤维亦有由结缔组织组成的神经内膜包裹。

四、示 教

（一）星形胶质细胞

取材：猫的大脑。

染色：镀银染色法。

【高倍镜观察】

星形胶质细胞染成黑色，有许多突起。胞体小、不规则。从胞体向四周发出细长的突起，分枝较少，为纤维性星形胶质细胞。其中有一个或数个突起的末端附着于毛细血管壁。

（二）运动终板

取材：蛇肋间肌。

染色：氯化金浸染压片。

【高倍镜观察】

骨骼肌纤维呈淡紫色，其上面可见染成黑色的神经纤维。神经纤维末端呈扣状或爪状紧贴肌膜，形成运动终板。

（三）触觉小体

取材：手指皮。

染色：HE 染色法。

【肉眼观察】

标本一半色深者为表皮，一半色浅者为真皮，在表皮和真皮的移行部（真皮乳头）处寻找触觉小体。

【低倍镜观察】

真皮乳头内，可见椭圆形触觉小体。

【高倍镜观察】

呈椭圆形，周围有结缔组织形成的被囊，内有许多横列的扁平细胞。有髓神经纤维在被囊处失去髓鞘穿入被囊内，分枝盘绕。

（四）环层小体

取材：手指皮。

染色：HE 染色法。

【高倍镜观察】

在皮下组织内，圆形或椭圆形的结构。环层小体中央有一条均质状的圆柱体，圆柱体周围有许多扁平细胞同心圆排列，由扁平的细胞和纤维形成的同心圆板层，形成多层的结缔组织被囊。

（五）神经原纤维

脊髓前角内可见染成棕黄色的散在神经元，其胞质和突起内含细小的、棕褐色的丝状结构，为神经原纤维。神经原纤维在胞体内互相交织成网，在突起内则沿其长轴平行排列。神经元周围交织成网的是神经纤维。

（六）电镜照片

1. **神经元**　细胞膜、细胞核、粗面内质网与游离核糖体、高尔基复合体、溶酶体。
2. **有髓神经纤维**　轴突、髓鞘、神经膜细胞（Schwann Cell）。
3. **无髓神经纤维**　轴突、神经膜细胞（一个神经膜细胞包绕数条轴突）。
4. **突触**　突触前膜、突触后膜、突触间隙、突触小泡。
5. **运动终板**（神经肌接头）　突触前膜、突触小泡、突触后膜（肌膜）、突触间隙。

【复习思考题】

1. 描述神经元在光镜下的形态结构特点？
2. 描述化学性突触的电镜下结构。
3. 什么是神经纤维？有髓神经纤维有何结构特点？
4. 从哪些结构特点可以看出神经元是功能活跃的细胞？
5. 为什么轴突内不能合成蛋白质？轴突内的物质运输方式有几种？有何重要意义？
6. 试说明神经（神经干）、神经束、神经纤维、神经原纤维相互间的关系。
7. 神经胶质细胞和神经元有何区别？
8. 神经干细胞对神经系统损伤后的修复有何意义，其应用前景如何？

第八章 皮　　肤

一、概　　述

皮肤的面积为 1.2 ～ 2m²，约占体重的 8%，是人体面积最大的器官。皮肤由表皮和真皮组成，通过皮下组织与深部的组织相连。皮肤内有毛、指（趾）甲、皮脂腺和汗腺，它们是由表皮衍生的皮肤附属器。

二、实 验 要 求

1. 掌握皮肤的组成，表皮和真皮的分层及结构。

2. 了解皮肤附属器的结构。

3. 绘图：皮肤结构。

三、实 验 内 容

（一）头皮

取材：人的头皮。

染色：HE 染色法。

【肉眼观察】

标本一侧为薄层紫色是表皮，可见露在表皮外的毛干；表皮下方较厚染成红色的为真皮，其中有斜行蓝紫色的结构为毛囊。真皮深面染色浅的是皮下组织。

【低倍镜观察】

分辨表皮、真皮和皮下组织。

1. 表皮　较薄，为角化的复层扁平上皮。毛干贯通表皮露出表面。

基底层：细胞中常可见较多的棕黄色黑素颗粒。

棘层：比指皮的棘层薄，棘细胞的胞质中也可见黑素颗粒。

透明层和颗粒层：不明显。

角质层：很薄，染成粉红色。

2. 真皮　较厚，由结缔组织组成。可见皮脂腺、汗腺、毛囊及立毛肌。

3. 毛

毛干：露出皮肤表面的部分，有的已脱落。

毛根：染成黄褐色埋入真皮或皮下。

毛囊：分两层，内层包裹毛根为上皮性鞘，与表皮相连续，结构似表皮。外层为结缔组织性鞘，由致密结缔组织构成。

毛球：毛囊和毛根下端为一体，膨大呈球形。毛球底部内陷，有结缔组织突入形成毛乳头。

毛乳头：毛球底面内陷，有结缔组织突入，为毛乳头，可见血管和神经。

毛母质细胞：为围绕毛乳头的上皮，细胞内含有黑素颗粒。

4. 皮脂腺　位于毛囊与立毛肌之间。分泌部呈泡状，染色浅，导管短，与毛囊相连。

5. 立毛肌 位于毛根与表皮呈钝角的一侧，为一束斜行平滑肌。

【高倍镜观察】

重点观察毛囊、皮脂腺和立毛肌。

1. 毛囊 选择一毛囊的纵切面观察。毛囊包裹着毛根，分为两层，内层由数层上皮细胞构成，称为上皮根鞘；外层由致密结缔组织构成，称为结缔组织鞘，与真皮组织无明显分界。毛根内数层含黑色素的角化上皮细胞构成。

2. 皮脂腺 为泡状腺，分泌部为实心的细胞团，外层细胞较小，染色较深，中心细胞体积大、多边形，胞质染色浅淡。胞质充满了小脂滴，呈空泡状，核固缩或消失。导管短，由复层扁平上皮构成，与毛囊上皮相连，开口于毛囊。

3. 立毛肌 位于毛发与皮肤所在的钝角侧，为一束斜行的平滑肌或部分断面，一端与真皮浅层相连，另一端与毛囊的结缔组织性鞘相连。

（二）指皮

取材：人的指皮。

染色：HE 染色法。

【肉眼观察】

切片为一半圆形凸起器官，凸面浅部深红色及下方紫色区域为表皮，表皮深面染色较浅的部分是真皮和皮下组织。

【低倍镜观察】

分辨表皮、真皮和皮下组织。

1. 表皮 为角化的复层扁平上皮。较厚，表皮与真皮交界处凹凸不平，与真皮分界清楚。表面染成红色，较厚的是角质层。由基底到表面可分为五层结构。

2. 真皮 位于表皮下方，可分为两层。

乳头层：紧靠表皮，较薄，由疏松结缔组织构成，胶原纤维较细。此层组织向表皮基底面凸出形成许多乳头状隆起，称为真皮乳头。

网状层：在乳头层下方，较厚，由致密结缔组织构成，胶原纤维束粗大。此层与乳头层无明显界限。

3. 皮下组织（浅筋膜） 位于网状层的深面，由疏松结缔组织和脂肪组织构成。此层与网状层无明显界限，含有较大的血管、神经、汗腺分泌部及导管。

【高倍镜观察】

重点观察表皮的分层及汗腺的结构。

1. 表皮 由基层向表面观察。

基底层：为一层矮柱状的基底细胞，胞质嗜碱性较强，细胞界限不清，排列整齐。

棘层：为4～10层多边形棘细胞组成，棘细胞胞体较大，胞质弱嗜碱性，界限清楚；调暗视野光线，可见相邻细胞的棘状突起相接形成细胞间桥。

颗粒层：为3～5层梭形细胞；核浅染或退化消失，胞质内含许多大小不一的蓝紫色颗粒，称为透明角质颗粒。

透明层：为2～3层更扁的梭形细胞，细胞核已退化消失，细胞呈透明均质状，胞质染成红色，细胞界限不清。

角质层：由许多层角化细胞组成，无核，细胞呈嗜酸性均质状，界限不清。该层有螺旋状的汗腺导管穿行，故呈现一连串的腔隙。

2. 真皮　可分乳头层和网织层。

真皮乳头：由疏松结缔组织构成，含丰富的毛细血管或触觉小体。

触觉小体：椭圆形、外包结缔组织被囊，内有数层横列的扁平细胞，小体长轴与皮肤表面垂直排列。

汗腺：是单管腺，由分泌部和导管组成。分泌部位于真皮的深层或皮下组织，由于分泌部盘曲成团，故切片上往往可以见到导管和分泌部的断面成群存在。分泌部由单层锥体形细胞围成；腺细胞染色较浅。腺细胞与基膜之间有肌上皮细胞，肌上皮细胞的胞质染色较深，核小而着色较深。导管的管径较细，由两层立方上皮细胞构成，细胞小，胞质嗜碱性，染色深。

3. 皮下组织　与真皮无明显分界，由疏松结缔组织和脂肪组织构成，富含血管和神经。与真皮区别：富含脂肪组织。

（三）体皮

取材：体皮。

染色：HE 染色法。

【低倍镜观察】

基本结构与头皮相似，但毛发细小稀少，毛囊短，毛根和毛球黑素颗粒少，呈淡棕黄色，皮脂腺和立毛肌不发达。

四、示 教

（一）毛发

取材：人的头皮。

染色：HE 染色法。

1. 毛干　露出皮肤表面的部分，有的已脱落。

2. 毛根　圆柱状，染成黄褐色埋入真皮或皮下。

3. 毛囊　分两层，内层包裹毛根为上皮性鞘，与表皮相连续，结构似表皮。外层为结缔组织性鞘，由致密结缔组织构成。

4. 毛球　毛囊和毛根下端合为一体，膨大呈球形。毛球底部内陷，有结缔组织突入形成毛乳头。

5. 毛乳头　毛球底面内陷，有结缔组织突入，为毛乳头，可见血管和神经。

6. 毛母质细胞　为围绕毛乳头的上皮，细胞内含有黑素颗粒。

（二）电镜照片

1. 黑素细胞　有突起，突起内可见黑素颗粒。

2. 朗格汉斯细胞　网球拍状的伯贝克颗粒、线粒体。

3. 梅克尔细胞　胞质内可见伯贝克颗粒，颗粒呈杆状，中等电子密度，其一端或中间有电子密度高的膨大。

【复习思考题】

1. 试述表皮的一般结构及皮肤附属器的组成？

2. 试从皮肤组织结构阐述皮肤执行防御、调节体温和感受外界刺激的功能。

3. 简述毛发、皮脂腺和汗腺的结构特点？

第九章 细胞、组织的适应、损伤和修复

一、概 述

细胞、组织和器官会对内、外环境中的有害刺激做出反应。当刺激较轻微，机体可通过改变自身的代谢、功能和结构加以调整，从而维持细胞的活力和功能，这种非损伤性应答反应称为适应，形态上表现为萎缩、肥大、增生和化生。若刺激因素较强，超过了组织、细胞的适应能力，则引起损伤。较轻的损伤为可逆性，称为变性，如细胞水肿、脂肪变性、玻璃样变等。若致损伤因素很强或持续存在，则引起不可逆性损伤，即细胞死亡，分为坏死和凋亡。坏死是细胞病理性死亡的主要形式，包括凝固性坏死、液化性坏死、纤维素样坏死及一些特殊类型的坏死（干酪样坏死、脂肪坏死、坏疽等）。凋亡是机体自我调控程序性控制的细胞死亡，可见于生理或轻微病理情况时发生。

损伤造成机体部分细胞和组织丧失后，机体对缺损进行修补恢复的过程，称为修复，包括再生和纤维性修复两种形式。再生是指由损伤周围同种细胞来修复，按再生能力的强弱，可将人体组织细胞分为三类：不稳定细胞、稳定细胞、永久性细胞。纤维性修复是指缺损不能通过原组织的再生修复，而由肉芽组织增生、填补，之后形成瘢痕，也称瘢痕修复。创伤愈合是指机体遭受外力作用，皮肤等组织出现离断或缺损后的愈复过程，包括各种组织的再生、肉芽组织的增生和瘢痕形成等过程。根据损伤程度及有无感染等情况，创伤愈合可分为一期愈合、二期愈合和痂下愈合。骨组织损伤后的愈合过程包括血红形成、纤维性骨痂形成、骨性骨痂形成和骨痂改建或重塑。

二、实 验 要 求

1. 掌握萎缩、肥大的病理变化。
2. 掌握细胞水肿、脂肪变性、玻璃样变性的病变特征。
3. 掌握不同类型坏死的病变特征。
4. 掌握肉芽组织的结构。
5. 绘图：肾小管上皮细胞水肿、肝脂肪变、肉芽组织。

三、实 验 内 容

（一）大体标本

【观察方法】

萎缩是组织器官的实质成分变小，因而在肉眼上的观察极为重要，其变化明显，容易检出。变性和坏死主要为组织成分上的微细改变，故镜下之改变较为重要，但组织成分的改变必然反应于肉眼上的变化，此时须注意其特点。例如颗粒变性的肉眼特点为器官混浊肿胀，而脂肪变性时由于富于脂质（脂黄素），故器官变黄为其特点。

【观察标本】

1. 适应

（1）肾压迫性萎缩（1-001、1-002）*

炎症、结石、肿瘤等上尿路梗阻致肾盂积水，可造成肾实质压迫性萎缩。此时肾脏体积可增大，质地变韧，表面可见大小不一的囊状突起。切面见肾盂与肾盏高度扩张呈多房囊性水袋状，积液在切开时已流失，肾实质受压萎缩变薄，最薄处不到 1.0cm。皮髓质境界消失。

（2）肾盂积水伴慢性肾盂肾炎（1-003）

肾包膜有粘连不易剥离，表面高低不平，切面为大空囊状，切开时尿液排出，肾实质受压萎缩变薄。

（3）肾盂积水（1-004）

肾盂肾盏明显扩张呈囊状，肾实质受压萎缩变薄标本中央可见小枣大小暗红色结石。

（4）肾盂积水（1-005）

肾皮质灰白色，切面见多个空囊，此为尿液蓄积处。

（5）肾压迫性萎缩（1-019）

标本为成人肾脏，切面可见多个大小不等的囊腔，正常结构完全被破坏，呈空囊状，肾实质变薄。

（6）心肌萎缩（1-018）

标本为成人心脏，心脏体积缩小，重量减轻（正常心脏约为本人拳头大小，重约250g），颜色加深呈深褐色，包膜皱缩，表面冠状血管呈蛇行状迂曲。切面可见乳头肌及肉柱明显变细，心室壁变薄，尤以心尖处心肌萎缩尤为典型。

（7）脾萎缩（1-0001）

脾脏实质萎缩导致体积缩小，重量减轻，包膜皱缩，颜色加深呈淡灰褐色；切面可见灰白色索状脾小梁，密度增大。

（8）大脑压迫性萎缩（1-0002）

炎症、外伤、肿瘤等原因使脑脊液循环通路受阻而引起脑积水，压迫脑实质发生萎缩，此时大脑体积可不缩小。切面可见两侧大脑组织不对称，中线移位，一侧脑室扩张，其周边大脑实质受压萎缩，与健侧脑组织相比明显变薄。

（9）左心室肥大（1-0003）

左心负荷增加时，心肌细胞肥大，导致心脏体积增大，重量增加。此时，左心室肌壁增厚达1.5～2.0cm，乳头肌、肉柱也增粗，瓣膜和腱索正常，左心室心腔相对缩小，称为向心性肥大。左心失代偿时心腔扩大，称为离心性肥大。

2. 变性

（1）肝水肿（1-005、1-006）

标本选自部分肝脏（完整肝脏重量为1760g）。表面颜色变浅，包膜紧张，边缘变钝，穹隆高起，质较软。切缘外翻，切面有如沸水煮过，淡褐色，混浊而失去原有光泽；肝实质略向外突，间质血管断端相对凹陷，小叶结构不清。

（思考：在大体标本上如何判断肝脏体积增大？这类病人为何发生肝水肿？）

（2）肝脂肪变性（1-007、1-008、1-009、1-110）

肝脏体积增大，包膜紧张，穹隆高起，边缘变钝，灰黄色，质较软。切面呈弥漫性灰黄色，有油腻感，肝实质外翻，可见多量散在点状坏死病灶。

（3）脾包膜玻璃样变（民大医病 1-0004）

脾脏包膜纤维增生，胶原蛋白交联、融合形成玻璃样变性，表现为包膜增厚，质韧，灰白略带淡蓝色,半透明状,似透明软骨。切面可见脾包膜不均匀增厚,最厚处可达 0.5cm,质地均一,半透明似毛玻璃。

3. 坏死

（1）肾结核干酪样坏死（1-011、1-012）

肾干酪样坏死常由结核杆菌经血道播散至肾脏引起,病变多累及肾皮髓质交界和肾锥体乳头。标本为右肾,体积大约 10.0cm×6.0cm×4.5cm,肾脏表面见多个结节状突起,包膜粗糙增厚。切面见肾脏正常结构消失,被大小不等、不规则圆形、灰黄色、豆渣样或干酪样坏死灶代替,部分组织出血,部分坏死物脱落后形成空洞。肾实质萎缩,厚度只有 0.1~0.2cm,包膜粘连。

（2）肺结核干酪样坏死（1-013）

肺结核干酪样坏死可发生于原发性肺结核或继发性肺结核,切面可见肺上叶处有一直径 2.0cm×2.0cm 圆形病灶,灰黄色,干酪样坏死,坏死物易碎,状如干酪或豆腐渣样。

（3）脾凝固性坏死（1-0005）

脾脏在局部缺氧缺血、病毒毒素、某些物理性或化学性损伤后,常发生凝固性坏死。坏死灶形状不规则,略呈圆锥形,底面向包膜,尖端指向脾门,质干硬,色灰白,边缘有一黑褐色充血出血带围绕。

思考：充血出血带是怎么形成的？

（4）肾出血性坏死（1-014）

成人肾脏,包膜已剥离,肾脏完全变黑坏死,切面皮髓质界线较清楚。

（5）脑软化（1-015）

标本为脑组织的厚切块,右侧脑组织体积较左侧大,右侧脑切面的上部可见一不规则的液化性坏死病灶。腔内坏死物絮状,部分坏死物已经脱落,呈不整齐的坏死腔,其余脑组织正常。

（6）结肠液化性坏死（1-0006）

阿米巴大滋养体侵犯结肠,引起结肠黏膜、黏膜下组织液化性坏死。早期阿米巴大滋养体侵犯肠黏膜形成小孔状病灶,继而在黏膜下潜行,引起黏膜下组织液化坏死,形成口小底大烧瓶状溃疡,以后相邻病灶扩大融合,肠黏膜表面整片脱落,形成大小不等的圆形或椭圆形、边缘不整的坏死溃疡病灶。较大的溃疡可见底部坏死组织呈破棉絮状,灰黄色,较松软,溃疡周边黏膜稍隆起；较小的溃疡开口小,呈虫蚀状。

4. 坏疽

足干性坏疽（1-016、1-017）

坏疽是大块组织坏死合并腐败菌感染,可分为干性、湿性、气性坏疽三种类型。干性坏疽常发生于动脉闭塞而静脉回流通畅的四肢末端,由于血红蛋白分解产生铁离子与坏死组织产生硫化氢形成硫化铁在局部沉积,坏死区呈黑褐色,由于水分丢失过多呈干燥固缩,与周围正常组织分界清楚。标本为左脚前端 3 个脚趾坏死变黑,皮肤干燥皱缩。坏疽部分与健康组织之间有一条黑褐色的分界线。

（二）病理切片

§1. 肾小管上皮细胞水肿（0011）

【低倍镜观察】

肾皮质可见肾小球及大量肿胀的肾小管,肾小管上皮细胞体积增大,胞浆深粉红色,其中近曲小管上皮水肿更为严重，肾小球及远曲小管均无显著病变。近曲小管上皮细胞呈锥形，体积大，核位于细胞基底部，由于上皮细胞肿大，突向管腔，致使管腔狭窄，多数小管腔内含有红染的蛋白物质。远曲小管上皮细胞呈立方形，体积较小，核位于细胞中央，管腔面较平整，管腔较粗大。肾间质小血管淤血。

【高倍镜观察】

近曲小管上皮细胞肿胀变大突入管腔，导致管腔变狭小，呈星芒状。上皮细胞的胞浆内充满小而均匀的红染颗粒（如转动微螺旋更明显），此颗粒相当于电镜下肿胀、扩张的线粒体和内质网，病变严重者可见细胞核消失，细胞崩解（此为细胞坏死）。

§2. 肝脂肪变性（003）

【低倍镜观察】

肝小叶结构完整，边界不明确（正常形态）。小叶中央静脉、门管区（包括肝动脉分支、门静脉分支及小胆管）和小叶下静脉（口径大于中央静脉、独立行走）结构清楚。小叶周边部的肝细胞浆内出现大小不等的圆形空泡，此即脂肪滴所在处，系制片过程中被脂肪溶剂溶解而呈空泡状。

【高倍镜观察】

病变轻者，胞浆内仅有少数小的脂肪空泡，病变严重者，则融合成大的脂肪空泡，胞核被推挤在细胞的一侧，形似脂肪细胞。小叶中央部的肝细胞水肿，胞浆内出现红染的颗粒。

§3. 结缔组织透明变性（0013）

【低倍镜观察】

切片为皮肤瘢痕组织，表面被覆表皮，真皮层极度增厚，并见纤维细胞减少，胶原纤维增粗，互相融合，形成均匀一致红染的宽束。

§4. 脾包膜玻璃样变（00013）

脾包膜明显增厚，胶原蛋白交联、融合呈均匀一致淡红染半透明状，其间有不少胶原蛋白脱水形成的裂隙。脾小梁及脾小动脉壁出现与脾包膜同样的改变。

§5. 淋巴结干酪样坏死（0014）

【低倍镜观察】

主要观察淋巴结结核时出现的凝固性坏死，镜下见淋巴结周边部（皮质部）尚可见到小部分正常淋巴组织，其余大部分淋巴结结构已破坏，有大小不等的深红染坏死区，该区内的组织结构消失，呈颗粒状或微尘小块状，坏死的边缘可见少数核浓缩及核碎裂。

【高倍镜观察】

干酪样坏死物呈红染、无结构、微尘状，细胞崩解、结构消失，坏死物周边可见多量上皮样细胞和少量朗格汉斯巨细胞，病灶的最外层可见大量的淋巴细胞和成纤维细胞。

§6. 肉芽组织（0017）

【肉眼观察】

切片中颜色染成深粉红色为肉芽组织的浅层，颜色较浅者为肉芽组织的深层。

【低倍镜观察】

肉芽组织表面为坏死组织及少量纤维素和坏死的中性粒细胞，其下方可见多数新生的毛细血管，排列规则并扩张充血，新生的毛细血管多与创面垂直方向走行，于表面处呈祥状弯曲，并有成纤维细胞穿插在血管间，其间见较多炎性细胞。转向肉芽组织的深层，毛细血管及炎性细胞渐渐减少，纤维细胞增多，其周围有较多的胶原纤维，最底部逐渐过渡为瘢痕组织。

【高倍镜观察】

重点观察新生毛细血管及成纤维细胞。

新生毛细血管：内皮细胞肥大肿胀，呈椭圆形突入管腔，胞核淡染，管腔狭小。

较成熟的小血管：腔较大，内皮细胞较扁平，核染色较深。

成纤维细胞（纤维母细胞）：细胞核较肥大，梭形，淡染，细胞质弱嗜碱性或嗜酸性。

纤维细胞：核形细长，染色深大多数炎性细胞为中性白细胞，少数为淋巴细胞、单核细胞。成纤维细胞（纤维母细胞）核呈椭圆形，染色质疏松，胞浆粉红色，细胞呈星芒状分枝或梭形。

四、病 例 分 析

【病史摘要】

患者，男性，57 岁。10 年前开始常感头昏头痛。检查发现血压在 26.6/13.3kPa 左右，经休息、治疗情况好转。5 年前出现记忆力减退、心悸等症状，虽经治疗，效果不佳。近 1 年来出现劳动后呼吸困难、不能平卧，咳嗽及咳泡沫痰，双下肢水肿。近 4 月来又感下肢发凉、麻木。近几天右脚疼痛难忍，不能活动，皮肤渐变黑，感觉消失。入院行截肢手术。术后心力衰竭，抢救无效死亡。

【尸检摘要】

心脏体积增大，重 452g。左心室壁厚 1.4cm，乳头肌增粗。四个心腔均扩张，尤以左心室和左心房腔扩张明显。光镜见左心室肌纤维增粗、变长，细胞核拉长、染色深。主动脉、左冠状动脉、脑基底动脉环、右下肢胫前动脉内膜面均见散在的灰黄色或灰白色斑块隆起。右胫前动脉管腔内有一灰黄色圆柱状物堵塞，与管壁粘连紧。双肺体积增大，色棕褐，质较硬韧。右足背皮肤干燥、皱缩、发黑，与健康皮肤分界清。脑组织重 1180g，脑沟加深，脑回变窄。

光镜见部分肺组织实变，肺泡壁毛细血管扩张充血。肺泡腔内有淡红色液体和吞噬含铁血黄素的巨噬细胞。肺泡隔和肺间质内有纤维组织增生伴含铁血黄素沉着。肝大，重 1800g，切面红、黄相间，似槟榔。光镜见肝小叶中央静脉及周围肝窦扩张充血、出血，该区肝细胞数量减少，体积缩小。小叶周边部分肝细胞细胞质内出现圆形空泡。肾肿大，色淡红。切面实质增厚，混浊无光。光镜见肾近曲小管增大，管腔狭窄而不规则，上皮细胞体积增大，细胞质丰富、染色浅淡，其内可见多量红色细小颗粒，细胞核居中。脾淤血，体积增大，光镜见脾小体数目减少，脾中央动脉管壁增厚，均质红染，管腔狭小、闭塞。红髓扩张、充血、纤维组织增生，其内可见含铁血黄素沉积。

【讨论】（结合上述病史及尸检发现回答下列问题）

1. 请做出完整的病理（疾病）诊断。

2. 疾病的发展过程如何（用箭头表示）。

3. 患者的死亡原因。

【复习思考题】

1. 如何定义萎缩？有哪几种常见类型？

2. 脂肪肝是如何发生发展的?其病理变化如何?

3. 肾细胞水肿的组织学改变有哪些? 有何临床意义?

4. 干酪样坏死与一般凝固性坏死有何异同?　这种坏死是怎样形成的?

5. 坏疽有哪几种类型? 各类型间有何异同?

6. 肉芽组织含有哪些基本成分? 有何作用? 肉芽组织如何演变成瘢痕组织?

7. 组织损伤的各种类型中,哪些属于可复性损伤? 哪些属于不可复性损伤? 它们之间有何联系?各有何形态学改变特征?

8. 坏死的结局有哪些? 各对机体有何影响?

9. 解释名词：萎缩、脂褐素、鳞状上皮化生、虎斑心、玻璃样变、凋亡、坏疽、机化、瘘管?

第十章 局部血液循环障碍

一、概 述

正常血液循环向各组织、器官输送氧气和营养物质，同时不断从组织中带走二氧化碳和各种代谢产物，以维持机体内环境的稳定和各组织器官代谢、功能的正常。血液循环出现障碍，将影响相应组织器官的功能、代谢以及形态结构，严重者甚至导致机体死亡。血液循环障碍可分为全身性和局部性两种。局部血液循环障碍是指某个器官或局部组织的循环障碍，表现为以下几方面的异常：①局部组织或器官血管内血液含量的异常，包括血液含量的增多或减少，即充血、淤血或缺血；②局部血管壁通透性和完整性的异常，表现为血管内成分逸出血管外，包括水肿和出血；③血液内出现异常物质，包括血栓形成、栓塞和梗死。局部血液循环障碍及其所引起的病变是疾病的基本病理改变，常出现在选多疾病过程中。

二、实 验 要 求

1. 掌握慢性肺淤血、慢性肝淤血的病理变化。
2. 掌握混合血栓的形态特点。
3. 掌握贫血性梗死的类型和形态特点。
4. 了解急性肺淤血、白色血栓及出血性梗死。
5. 绘图：慢性肺淤血、混合血栓、脾贫血性梗死。

三、实 验 内 容

（一）大体标本

【观察方法】

1. 器官局部充血时血管扩张变粗、开放血管数量增多（平常不开放的毛细血管也扩张充血），血管充满血液致使血管变明显，例如急性阑尾炎浆膜血管充血时，浆膜表面血管扩张较正常为明显。

2. 器官和组织颜色上的改变。由于局部血管增多，组织必然是富于血液的颜色，但由于充血性质的不同，其颜色亦会不同。例如，动脉性充血（炎性充血）时由于富于动脉血，故色泽较为鲜红；如为静脉性充血，则因为静脉性血量增多，故为暗红色或青紫色。

3. 充血的脏器因血量的增多，其体积会增大，重量亦增加。例如肝淤血。此外在观察充血标本时，应注意其发生原因，例如肺淤血（由于是心脏疾病的结果，从标本中是见不到的），但可以联系理论内容。

4. 观察血栓标本，应当注意与死后凝血块鉴别。如是血栓就应进一步考虑其形成原因和属哪种类型的血栓，同时应当联系其发生和发展过程。

5. 观察梗死标本时，应注意梗死灶的形态、颜色及周围有无纤维结缔组织增生，以区别新鲜或是陈旧性病灶，并分析这些病变的形成原因。

6. 出血的标本比较易于观察，但组织内的出血须注意是何种出血，如破裂性出血还是渗出性出血。

【观察标本】

1. 充血与淤血

（1）急性化脓性阑尾炎（2-001）

阑尾浆膜小血管明显扩张充血，浆膜面有少许灰黄色脓性渗出物被覆。阑尾增粗，壁增厚，腔内充满灰黄色脓性渗出物。

（2）慢性肝淤血（2-002、2-003、2-020）

肝脏体积增大，表面光滑，边缘较钝，切缘外翻，包膜紧张，透过包膜可见包膜下肝组织呈红黄相间的斑纹状。切面上，正常肝组织结构消失，小叶中央区和中央静脉血液淤积严重常成黑色，小叶周边区常发生脂肪变而呈黄色，肝脏表面及切面可见暗黑色与灰黄色点状花纹相间，因此种形态很像槟榔的切面，故称槟榔肝。

（3）慢性肾淤血（2-004）

肾脏体积增大，包膜紧张，表面光滑，可见星状静脉极为明显，切面上锥体及髓放线为黑褐色，显示其静脉淤血，皮髓质分界清楚。

（4）慢性脾淤血（2-005）：脾脏体积明显增大呈褐色，重量1145g，边缘钝，包膜紧张并增厚。切面可见脾滤泡消失，脾小梁结缔组织增生，故可见到灰白色条索，此为增宽的脾小梁。

（5）慢性脾淤血伴结缔组织透明变性（糖衣脾）（2-006）

脾脏体积明显增大呈褐色，边缘钝，包膜紧张并增厚。切面可见脾滤泡消失，脾小梁结缔组织增生，故可见到灰白色条索，此为增宽的脾小梁。另见重大的脾脏表面由厚层白色质硬，高低不平的半透明物质覆盖，状如外裹一层冰糖，实为结缔组织透明变性，也称为糖衣脾。

（6）慢性脾淤血伴脾梗死（2-007）

脾脏肿大，边缘钝，包膜紧张并增厚，表面及切面均可见点片状暗红色的较重淤血区，并在标本下部有一处豌豆大、形态不规则的灰白色下陷的梗死区。

（7）慢性肺淤血（2-018）

肺脏体积增大，表面光滑，黑褐色（充血），被膜紧张，边缘钝圆。新鲜标本切开时流出泡沫状红色血性液体。标本切面呈现黑褐色。

2. 血栓形成

（1）静脉红色血栓（2-008）

在已经暴露的静脉腔中，可见到一条暗红色血栓。血栓表面粗糙不平，附着于血管壁但不太牢固，血栓的下端切面可分辨出层状结构。

（2）门静脉混合血栓（2-009、2-0017）

混合血栓由红色血栓和白色血栓相间混合构成，常见于延续性血栓的体部、动脉瘤及室壁瘤的附壁血栓。此标本见门静脉主干管腔内形成了一粗大、层状结构的混合血栓，色灰黄间灰红，在已经切开的静脉中横卧着一段血栓，已与管壁紧密粘连，此为血栓的表现。

3. 栓塞与梗死

（1）脾贫血性梗死（2-010、2-011、2-012、2-020）

脾脏体积明显增大，包膜紧张增厚，切面中可见到灰黄色、干燥略呈三角形的梗死灶，梗死部分向表面略有隆起，梗死灶周围有一层暗红色的区域为充血、出血带，梗死灶周围还可以见到灰白色结缔组织增生，梗死区内正常组织结构消失，为一片无光泽、无结构的坏死组织代替。

（2）肾贫血性梗死（2-0001）

肾脏切面可见锥形、灰白色、干燥的梗死灶，边界清楚，尖端伸入髓质并指向肾门，底面向包膜。梗死灶周边见数个黑色充血出血灶。

（3）肠出血性梗死（2-019）

标本为一梗死的肠段，肠段表面呈黑灰色，肠壁中央剖开，可见肠腔内面也为黑灰色，说明出血性梗死病变明显。

（4）出血性梗死（2-0002）

肺淤血合并肺动脉栓塞时可引起肺梗死。因肺组织疏松，梗死灶内可容纳多量漏出的血液，当组织坏死吸收水分而膨胀时，也不能将漏出的血液挤出梗死灶外，此时为出血性梗死。梗死灶多见于肺下叶，略呈圆锥形，灰黑色，尖端指向肺门，底面靠近胸膜脏层，梗死灶内肺组织结构不清。

4. 出血

（1）高血压脑出血（破裂性出血）（2-013、2-016）

标本为左侧脑室的水平切面观，在左侧见有一个鸭蛋大的出血灶。出血区累及左侧豆状核、脑岛的全部及内囊、视丘的一部分。侧脑室中亦有血液（已凝固）。出血部分脑组织发生液化性坏死并与血液凝集成块（已有一大块脱落），因积血使患侧脑体积增大，脑皮质受压变薄，对侧也受压，致使两侧脑室不对称。

（2）肾破裂性出血（2-014）

肾脏包膜已剥离，表面和切面均见有大量黑褐色出血灶。

（3）脾破裂性出血（2-015）

脾脏下部边缘不整齐，切面可见明显的暗红色出血区，占整个脾脏的三分之二，其余脾组织正常。

（4）心内膜下出血（2-0003）

血管壁损伤、血小板及凝血因子减少或功能障碍等原因可致微循环内血管壁通透性增高，使血液漏出血管外，形成漏出性出血。标本可见左心室心内膜下数个大小不等、散在分布的灰黑色点状及带状漏出性出血灶。

（二）病理切片

§1. 慢性肺淤血（001）

【肉眼观察】

肺组织变实，已失去正常肺组织之疏松蜂窝状结构。

【低倍镜观察】

肺组织为一致性实变，肺泡壁毛细血管高度扩张淤血，腔内充满红细胞，致使肺泡壁增厚，少数肺泡腔内可见粉红色、均匀一致水肿液，部分肺泡腔中有大小不一的空泡（空气泡）或脱落的肺泡上皮细胞、巨噬细胞及红细胞；少数肺泡腔内有棕褐色大细胞成分；部分肺泡呈代偿性肺气肿。

【高倍镜观察】

主要为大单核吞噬细胞，细胞质内含有黄褐色颗粒，即为"心衰细胞"。肺泡壁毛细血管扩张淤血，腔内充满红细胞。肺泡腔内水肿液呈微尘状，低倍镜下所见棕褐色大细胞实为巨噬细胞吞噬了红细胞而成为"心衰细胞"，其胞浆内的含铁血黄素呈棕黄色，颗粒状，具有折光性。有时可见巨噬细胞吞噬了黑色的炭尘，即"尘细胞"。

§2. 慢性肝淤血（002）

【低倍镜观察】

肝小叶结构尚保存，淤血部位主要见于中央静脉及其周围的肝窦。淤血较重处，见中央静脉扩张其周围的肝细胞大部分已萎缩消失，而为大量红细胞所代替。淤血较轻处，见肝索萎缩变窄，肝窦扩大，窦内充满红细胞。小叶周边的肝细胞肿大，细胞质内有大小不等的圆形空泡，即脂肪变性。

【高倍镜观察】

小叶中央区肝细胞索萎缩，甚至崩解消失，肝窦扩张，充满大小一致的红细胞，小叶外围的肝窦及肝细胞索较正常，部分肝细胞胞浆内可见圆形小空泡（脂滴）。

§3. 混合血栓（004）

【肉眼观察】

切片为门静脉的横断面，肉眼可见管腔内充满红染物质即血栓，其一侧与血管壁附着。

【低倍镜观察】

管腔内红染的血栓由粗细不等、呈层状或波纹状排列的血小板小梁以及成片的血细胞组成，静脉内膜因水肿而增厚，静脉周围有伴行的动脉、神经和淋巴结。

【高倍镜观察】

血小板小梁由红色细小颗粒（即崩解的血小板）堆积而成，附着少数白细胞，小梁之间有红染的细丝状纤维素，纤维素网孔内含有少量红细胞和白细胞。

§4. 脾贫血性梗死（005）

【肉眼观察】

切片一端呈紫色为正常的脾组织，另一端呈淡红色为梗死区。

【低倍镜观察】

于淡粉红色梗死区内，脾脏的原有组织结构如脾小梁、脾索、血管等轮廓可隐约辨认，但不见细胞核，说明细胞已坏死。梗死区与脾组织交界处，见少量炎性细胞（大单核细胞、淋巴细胞、中性白细胞）浸润，其外见脾窦扩张充血。

§5. 肺出血性梗死（007）

【肉眼观察】

切片中有一红色区，即出血性梗死区。

【低倍镜观察】

此处肺组织已坏死，但肺泡及血管的轮廓仍存在。肺泡内充满大量已溶解或未溶解的红细胞，在梗死区周围有白细胞浸润。肺泡壁毛细血管充血及肺泡腔内有粉染的水肿液。

四、病 例 分 析

病例一

【病史摘要】

患者，女性，36岁。8年前四肢大关节游走性痛，时有心悸感。3年前开始出现劳累后心悸、气急的症状。1年半前上述症状加重并有反复双下肢水肿及腹胀。前1日咳嗽、咳痰，痰中带血，伴高热。体格检查：体温38.5℃，脉搏98次/min，呼吸35次/min，口唇及指（趾）发绀。颈静脉怒张，双肺湿啰音。心浊音界向左右扩大，心尖区有Ⅲ级收缩期杂音和舒张期杂音。肝肋下 3cm，脾刚触及，肝颈静脉征阳性。最终治疗无效死亡。

【尸检摘要】

心脏体积增大呈球形，重量 320g（正常 250g），左右心房室壁增厚，心腔扩张。二尖瓣口约指尖大，呈鱼口状，瓣膜增厚变硬，腱索增粗，乳头肌肥大。心包积液。镜检心肌纤维增大。双肺表面可见黑色及褐黄色斑点，切面呈浅褐色较致密，亦见黑色及褐黄色斑点。镜检肺泡壁增厚，毛细血管扩张充血，纤维组织增生。肺泡腔变小，腔内有红细胞及成堆含有含铁血黄素的巨噬细胞。肝脏体积增大，包膜紧张，边缘圆钝。表面和切面均见红黄相间网状结构。镜下见中央静脉及周围肝窦扩张，充满红细胞，肝细胞体积变小。周围肝细胞内有大小不等圆形空泡。脾脏体积增大，切面暗红色。脑回变平，脑沟变浅，有小脑扁桃体疝。双下肢肿胀,压之有凹陷;双侧胸腔及腹腔分别有清亮液体 200ml 及 400ml。

【讨论】

1. 请做出各脏器的病理诊断，并阐明诊断依据。

2. 各脏器的病变的本质及其发生机制是什么？

3. 哪些脏器的病变有联系？请用箭头将其联系起来。

4. 分析死亡原因。

病例二

【病史摘要】

患者，男性，7 岁。车祸 3 小时后急诊入院。体格检查：呈休克状，双下肢严重挫伤，左小腿皮肤、肌肉撕裂出血。X 线检查示：左侧胫腓骨中段骨折、右股骨下段骨折。经输液、输血、止血及手术治疗后情况稳定。入院 24 小时后清醒。住院第 6 天自述胸部疼痛，咳血痰，观察 1 天后胸痛自然减退，但时感胸闷。住院第 15 天，用力大便后突然感觉剧烈胸痛、气短，随即发绀，脉搏增快、细弱，面色苍白，经抢救无效死亡。

【尸检摘要】

左右肺动脉内有灰褐色长形固体团块物阻塞，表面干燥，可见灰白色条纹。右髂静脉呈索状，切开见有暗红色团块状物，其中有灰白色条纹，质松脆，局部与血管壁粘连，其远段为均匀暗红色。镜下见固体团块物由粉红色及红色两种成分构成，前者呈分支小梁状。左腘静脉亦呈条索状，切开静脉可见腔内容物与髂静脉内容物相似，但部分呈灰白色，与静脉壁紧密粘连。双肺边缘可见多数小楔形暗红实变区，其边缘部呈淡红及灰白色。镜下见，暗红实变区仅见肺泡结构轮廓，细胞核消失，肺泡腔内可见红细胞或淡红染小泡（红细胞轮廓），淡红色区为新生毛细血管及成纤维细胞，中有较多白细胞，灰白色区为胶原纤维。

【讨论】

1. 上述病变的病理诊断及诊断依据。

2. 患者死亡原因及机制。

3. 肺内病变的形成过程及机制。

4. 本例的基本病变是什么？其形成因素有哪些？其作用机制为何？

【复习思考题】

1. 慢性肝淤血大体标本上红色和灰黄色的点状花纹是什么病变？

2. 慢性肺淤血的病因病变和结局如何？

3. 诊断混合血栓的主要依据是什么？

4. 出血性梗死发生的条件是什么?

5. 梗死和坏死的关系如何?

6. 血栓形成、栓塞与梗死之间有何关系?

7. 血栓形成对机体有哪些影响?

8. 解释名词:减压后充血、发绀、心衰细胞、槟榔肝、血栓形成、混合血栓、透明血栓、再通、减压病(氮气栓塞)、贫血性梗死。

第十一章 炎 症

一、概 述

具有血管系统的活体组织对损伤因子所发生的防御反应为炎症。炎症的基本病理变化包括变质、渗出和增生。

变质：炎症局部组织的变性和坏死。实质细胞的变质常表现为细胞水肿、脂肪变性、细胞凝固性坏死及液化性坏死等。间质的变质常表现为黏液样变、玻璃样变及纤维素性坏死等。

渗出：炎症局部组织血管内的液体、纤维素、蛋白质、炎症细胞等成分通过血管壁进入组织间质、体腔、黏膜表面和体表的过程。以血管反应为中心的渗出病变是炎症最具特征性的变化。

增生：实质细胞的增生如慢性肝炎中的肝细胞增生，鼻息肉时鼻黏膜上皮细胞和腺体的增生。间质细胞的增生包括巨噬细胞、淋巴细胞、血管内皮细胞和成纤维细胞。增生反应一般在炎症后期或慢性炎症时比较显著。

炎症按照病程长短分为两大类：急性炎症和慢性炎症。急性炎症根据主要病变，分为变质性炎、渗出性炎和增生性炎，而根据渗出物的不同，渗出性炎又分为：浆液性炎、纤维素性炎、化脓性炎和出血性炎。慢性炎症可分为一般慢性炎和慢性肉芽肿性炎，病程较长，持续数月至数年以上；局部病变多以增生为主。变质和渗出较轻；炎细胞浸润多以淋巴细胞、巨噬细胞和浆细胞为主。

二、实 验 要 求

1. 掌握急性炎症的血流动力学变化和白细胞渗出的过程、机理及作用。
2. 掌握各类炎症的病变特点，深入理解渗出性炎症。
3. 掌握化脓性炎症的病变特点。
4. 掌握炎症的经过和结局。
5. 绘图：急性蜂窝织性阑尾炎、炎性息肉。

三、实 验 内 容

（一）大体标本

【观察方法】

1. 炎症的变质性改变 主要表现为组织细胞的变性和坏死，其观察同组织损伤。

2. 炎症的渗出性改变 由于血管壁损伤的严重程度不同，故渗出物的性质及表现形式也不同，其中形式多样且复杂者为纤维素性炎、化脓性炎及混合性渗出性炎。因此，需要善于区别渗出物的性状和它在肉眼表现上的特点，如发生在黏膜处的纤维素性炎，常呈灰白色膜状物，有的可呈绒毛状（如纤维素性心包炎）；而脓性渗出物常表现为黄白色混浊外观等。

3. 炎症的增生性改变 常见于慢性炎症，主要表现为局部病灶内成纤维细胞、血管内皮细胞及组织细胞的增生，如在消化管道，常使管壁增厚变硬等。

【观察标本】

1. 变质性炎

（1）急性重型病毒性肝炎（3-001）

肝脏重 800g，体积缩小，左叶尤甚，质较软，穹窿平坦，肝包膜皱缩，呈灰黄色，镜下见全部肝小叶广泛坏死，仅于小叶边缘处见少数残存的肝细胞。

（2）亚急性重型病毒性肝炎（3-002、3-003）

肝脏体积明显缩小，包膜皱缩，边缘锐利，质软，表面及切面布满米粒大小的结节，此为再生的肝细胞团块。

（3）阿米巴痢疾（结肠变质性炎）（3-0001）

阿米巴大滋养体侵入结肠壁，分泌穿孔素和半胱氨酸蛋白酶溶解破坏肠黏膜，造成以组织溶解液化为主的变质性炎。结肠黏膜表面可见大量坏死，坏死组织脱落后形成多个大小不等、边缘不整的圆形或椭圆形溃疡病灶，周边黏膜稍隆起。残存未完全液化的坏死组织呈破棉絮状，灰黄色，较松软。

2. 纤维素性炎

（1）假膜性肠炎（细菌性痢疾）（3-004）

细菌性痢疾是由痢疾杆菌引起的假膜性肠炎，病变多局限于结肠。标本为一段结肠。黏膜面被覆一层灰褐色假膜，此假膜是由纤维素及坏死的黏膜组织构成，有些部位假膜脱落，形成不整齐的小溃疡。发黑的点片状为出血处。

（2）纤维素性心包炎（3-005）

标本正面，绳子固定处的心包脏层表面，可见有绒毛状突起，呈灰黄色，这是因为心包炎时，有纤维素物渗出于心包腔脏层，随着心脏的跳动，来回摩擦，久之就成此绒毛状，故又有"绒毛心"之称。

（3）气管、支气管纤维素性炎（气管白喉）（3-0002）

白喉是由白喉杆菌感染引起气管黏膜发生纤维素性炎，渗出的纤维素和中性粒细胞、脱落坏死的黏膜上皮及病原菌共同构成假膜。标本是从白喉患儿的气管、支气管内剥离的假膜，灰黄色，状似支气管树，标本上缘有镊子夹痕（咽部之假膜与其下部组织连接紧密；气管黏膜表面的假膜卷曲，部分已剥离）。

3. 化脓性炎

（1）化脓性脑膜炎（3-006、3-007）

化脓菌在蛛网膜下腔的脑脊液中繁殖、播散，引起急性化脓性脑膜炎。大脑半球表面血管充血（脑沟处尤为明显），脑膜混浊，大脑蛛网膜下腔内有多量灰黄色脓液积聚，覆盖脑沟、脑回，使其结构模糊不清，以额叶、顶叶及大脑外侧裂等部位较明显，该部脑膜混浊，脑组织肿胀。

（2）肝脓肿（3-008、3-009）

脓肿多由金黄色葡萄球菌引起。金葡菌产生毒素使局部组织坏死，坏死组织液化形成含有脓液的脓腔。此标本肝脏肿大，重 1700 克，右叶靠近穹窿部有一拳头大脓肿，内有灰黄色物质（脓液由哪些成分组成），脓液部分流走，形成一空腔。形状不整齐，脓液于切开时已流失，腔内尚可见破碎不齐的灰黄色坏死组织及脓性渗出物，其余肝组织有脂肪变。脓肿壁被较厚的灰白色纤维结缔组织增生包绕。

（3）肺脓肿（3-010、3-026）

标本为小儿的一侧肺，位于胸膜内，切面可见一个 1.5cm×2.0cm 大小已切开的陈旧性脓肿病灶，脓液已流走，脓肿壁尚未形成。

（4）多发性肺脓肿（3-011）

标本可见两肺表面和切面均有多数粟粒至黄豆大的脓肿，有些脓肿已互相融合为大脓肿，有些脓肿表面破溃，胸膜有脓性渗出物被覆。

（5）脓胸壁（3-012）

标本为慢性化脓性炎症造成的一块增厚的胸壁，表面可见有固定的脓性渗出物和坏死物，发黑的为出血部位。

（6）多发性肾脓肿（3-013）

肾脏肿大，肾表面可见多数米粒大小的脓肿，有些脓肿互相融合。切面皮质增厚，隐约可见一些小脓肿，肾髓质及肾盂黏膜淤血。

（7）脑脓肿（3-0003）

小脑切面可见一空腔，其内脓液已流走，壁上尚有少量灰黄色片状坏死物附着，周围脑组织变薄。

（8）急性化脓性阑尾炎（3-014、3-015、3-024）

阑尾肿胀增粗，浆膜血管明显扩张充血，并被覆灰黄色脓性渗出物，切面阑尾壁稍有增厚，阑尾腔内充满脓性渗出物，阑尾系膜亦有炎症。

（9）急性坏疽性阑尾炎（3-016）

为手术切除的一段阑尾，肿胀增粗，出血坏死，发黑的均为出血和坏死。

（10）慢性骨髓炎（3-025）

左肱骨上端病变处骨质破坏已穿孔，表面粗糙不平坦有脓性渗出物被覆。切面可见骨髓腔正常组织被脓性病变完全破坏，同时有出血改变。

4. 慢性增生性炎

（1）慢性胆囊炎伴胆结石（3-017、3-018、3-020、3-023）

胆囊壁有不同程度增厚，系有结缔组织增生所致，胆囊内有多个灰黑色、棕色或白色胆石，有些胆石已于切开时流掉。

（2）慢性胆囊炎（3-019、3-021、3-029）

胆囊壁增厚，部分组织发黑（出血），内膜面有明显的炎性渗出物及坏死物。

（3）前列腺增生（3-027）

标本为一肿大增生的前列腺，已切开。

（4）阴囊象皮肿：晚期丝虫病最突出的病变。整个标本均为阴囊皮肤。阴囊表面皮肤粗糙、皱纹增多、变粗，似大象皮肤。切面可见阴囊壁增厚，有大量灰白色及灰红色的纤维结缔组织增生。

（二）病理切片

§1. 化脓性炎症

§1.1　急性蜂窝织性阑尾炎（0023）

【肉眼观察】

阑尾的横断面。

【低倍镜观察】

蜂窝织炎是疏松结缔组织发生的弥漫性化脓性炎，主要由溶血性链球菌感染引起。病变组织与正常组织分界不清。阑尾腔内可见大量中性白细胞、红细胞及脱落的黏膜上皮细胞，腔内炎性渗出物与缺损的黏膜层相互延续，混为一片炎性病灶。阑尾黏膜层仅见一处尚存的黏膜上皮及腺体，其余大部分黏膜上皮细胞坏死、脱落，腺体崩解消失，淋巴滤泡减少。黏膜层、黏膜下层、肌层、浆膜层均可见以中性白细胞为主的炎细胞弥漫浸润及小血管扩张充血。浆膜层组织明显疏松，局部有纤维素被覆。

【高倍镜观察】

中性粒细胞呈圆形，体积较红细胞大，胞浆丰富淡红染，细胞核紫蓝色，分叶状。淋巴细胞体积较中性白细胞小，胞浆稀少，核圆形呈深蓝色。脱落的黏膜上皮细胞呈柱状，单个或数个排列，胞浆红染。细胞核位于细胞一极，圆形蓝染。

§1.2 肺脓肿（0023）

【肉眼观察】

切片中淡染区为脓肿腔所在处。

【低倍镜观察】

肺组织内可见数个大小不等的脓肿病灶，病灶内肺泡结构已被破坏，有的病灶中央可见较大空白区（脓液流走所致），并见红染的坏死组织及大量炎细胞浸润，其中可有散在分布的蓝染的细菌菌落。紧靠病灶的肺组织结构致密，表现为肺泡腔变小呈狭长裂隙，是脓肿压迫所致。亦可见渗出的炎细胞及均质红染的浆液成分。大部分肺泡间隔毛细血管扩张充血。胸膜有红染纤维素被覆。

【高倍镜观察】

病灶中的坏死物质为红染、松散、无结构物，细胞核已破碎溶解，细胞质融合成小团块或呈颗粒状。坏死组织周围可见许多脓细胞（坏死的中性白细胞），细胞轮廓模糊，胞浆常呈颗粒状或有小空泡，核碎裂、溶解或模糊不清。

§2. 纤维素性炎症（纤维素性心包炎）（0024）

【低倍镜观察】

可见心内膜、心肌、心外膜三层结构，病灶在心外膜（尚有残存脂肪细胞），以纤维蛋白原渗出为主，有大量纤维素产生，切片中纤维素呈红染交织的网状，条状或颗粒状，常混有中性粒细胞和坏死细胞的碎片，血管扩张充血。

【高倍镜观察】

渗出物中炎细胞主要是中性白细胞、淋巴细胞及少量单核细胞。

§3. 慢性增生性炎症

§3.1 慢性胆囊炎（0037）

【肉眼观察】

见胆囊壁明显增厚。

【低倍镜观察】

胆囊壁分为三层结构（黏膜层、肌层、浆膜层），因炎性水肿而显得疏松（尤其是黏膜下层），黏膜皱襞因充血、水肿和炎性细胞浸润而增粗，表面黏膜上皮部分脱离、黏膜层、肌层、外膜可见中等量炎性细胞浸润，肌层和外膜内因纤维组织增生而增厚，各层小血管扩张充血。

【高倍镜观察】

浸润的炎性细胞主要为淋巴细胞、单核细胞、浆细胞。

§3.2 鼻炎性息肉（00001）

【肉眼观察】

可见切片为鼻黏膜表面突出的一块带蒂的肿物（息肉）。

【低倍镜观察】

炎性息肉是在长期致炎因素的刺激下，局部的黏膜过度增生，形成的突出于黏膜表面的带蒂的肿物。息肉由黏膜上皮层、固有层及增生的肉芽组织构成。

【高倍镜观察】

黏膜上皮由增生的鼻黏膜上皮构成，为假复层柱状上皮，上皮下的固有层中有大量增生的肉芽组织，由多量新生的毛细血管及大量的淋巴细胞和浆细胞构成。可见许多扩张的腺体，腺腔内充满了蓝染的黏液。

四、病 例 讨 论

【病史摘要】

患者，男性，23 岁，医务工作者，××年 7 月 1 日入院，7 月 3 日死亡。主诉：右足趾跌伤化脓数天，畏寒发热 2 天。入院前数天右足趾跌伤感染化脓，在未麻醉下用酒精烧灼的小刀自行切开引流。入院前 2 天即感畏寒发热，局部疼痛加剧，入院当天被同宿舍职工发现高热卧床，神志不清，急诊入院。体格检查：体温 39.5℃，脉搏 130 次/min，呼吸 40 次/min，血压 10.6/6.6kPa。急性病容，意识模糊，心率快，心律齐，双肺有较多湿啰音，腹软，肝脾未触及。全身皮肤有多数瘀斑，散在各处，右小腿下部发红肿胀，有压痛。实验室检查：血常规红细胞 $3.5×10^{12}$/L，白细胞 $25.0×10^9$/L，分类计数中性粒细胞 0.75，单核细胞 0.20，淋巴细胞 0.23。入院后即使用大量激素、抗生素治疗，输血两次，局部切开引流。入院后 12 小时血压下降，处于休克状态，病情持续恶化，经多次抢救无效，病人于入院后第 3 日死亡。

【尸检摘要】

死者发育正常，营养中等，躯干上半部散在多处皮下瘀斑，双膝关节有大片瘀斑，右下肢踝关节内下有外科切开引流切口，从足底向上 24.0cm，皮肤呈弥漫性红肿。踇趾外侧有一直径 1.5cm 的外伤创口，表面有脓性渗出物覆盖。双肺上叶后壁及胸壁有灶性纤维性粘连。双肺重量增加，广泛充血、变实，有多数大小不等的出血区及多数灰黄色粟粒大的脓肿，切面普遍充血有多数出血性梗死灶伴小脓肿形成。双肺上叶有硬结性病灶，右上叶硬结有一 0.8cm 大小空洞，镜下见空洞壁由类上皮细胞、朗汉斯巨细胞、淋巴细胞及成纤维细胞构成，近腔面有干酪样坏死，抗酸染色查见少许结核杆菌。全身内脏器官明显充血，心、肝、肾、脑实质细胞变性，心外膜、消化管黏膜、肾上腺、脾脏有散在出血点。在肺脏及大隐静脉血管内均找到革兰阳性球菌及葡萄球菌。

【讨论】

1. 死者生前患有哪些疾病（病变）？

2. 这些疾病（病变）是如何发生、发展的？

3. 通过讨论，请归纳出炎症的结局有哪些，本例属于何类结局？

4. 分析患者的死亡原因。

【复习思考题】

1. 炎症的基本病理变化包括变质、渗出和增生,它们之间有何联系? 哪些变化为抗损伤、哪些变化为损伤过程? 可对机体构成哪些危害? 试举例回答。

2. 什么是纤维素性炎? 常发生在什么部位? 发生在黏膜的纤维素性炎症有何特点?

3. 化脓性阑尾炎是属于化脓性炎症中的哪一种? 为什么?

4. 何谓脓肿? 脓肿的转归结局如何?

5. 说明蜂窝织炎与脓肿的区别。

6. 炎性介质在炎症的病理过程中有何作用?

7. 解释名词:炎症、趋化作用、炎症介质、假膜性炎、绒毛心、脓肿、蜂窝织炎、败血症、脓毒败血症、炎性息肉。

第十二章 肿 瘤

一、概 述

肿瘤是机体在各种致瘤因素作用下，局部组织细胞在基因水平上失去对其生长的正常调控，克隆性异常增生而形成的新生物。肿瘤组织可分为实质和间质两部分。肿瘤细胞构成肿瘤的实质，决定肿瘤的来源和生物学特点。肿瘤的间质为结缔组织、血管和淋巴管，不具特异性，起支持和营养肿瘤实质的作用。

肿瘤组织无论在细胞形态和组织结构上，都与其发源的正常组织有不同程度的差异，称为异型性，异型性分为结构异型性和细胞异型性。异型性小，说明肿瘤细胞分化程度高，异型性大，则分化程度低。肿瘤可采取膨胀性、外生性和浸润性三种生长方式生长。恶性肿瘤不仅在原发部位局部浸润和直接蔓延累及临近器官或组织，还可通过淋巴道、血道、种植性转移扩散到身体其他部位。

肿瘤根据对人体危害的大小及其生长特性分为良性肿瘤和恶性肿瘤两类。良性肿瘤生长缓慢，常呈膨胀性生长，表面多有完整包膜，除局部症状外较少有全身症状，没有侵袭性或侵袭性弱，手术切除后不易复发，对机体危害较小。恶性肿瘤生长迅速，生长时常向周围组织浸润，表面多无包膜，侵袭性强，常发生转移，除局部症状外，全身症状明显，晚期病人多出现恶病质，手术切除后复发率高，对机体危害大。

二、实 验 要 求

1. 掌握肿瘤的一般形态、生长方式、恶性肿瘤的扩散途径。
2. 掌握肿瘤的异型性。
3. 掌握良性与恶性肿瘤、癌与肉瘤的区别。
4. 熟悉常见肿瘤的特点。
5. 绘图：乳头状瘤、鳞癌、腺瘤、腺癌。

三、实 验 内 容

（一）大体标本

【观察方法】

肿瘤标本的观察首先要辨认其发生的组织或脏器，然后根据肿瘤的外观形状和生长方式判定其良、恶性（肉眼判断常较困难，往往要结合镜下观察）。一般来说观察肿瘤标本，往往要从以下几方面考虑：①发生部位，数目；②形状：如常用巨块、结节、息肉、菜花、分叶状、囊状或浸润型等等；③大小：如厘米、黄豆大、鸡蛋大、拳头大等等；④颜色；⑤质地：硬度常用三度来表示如Ⅰ度硬、Ⅱ度硬、Ⅲ度硬等；⑥活动度；⑦切面观及有无包膜等。

【观察标本】

1. 上皮组织良性肿瘤

（1）膀胱乳头状瘤（4-001）

起源于鳞状上皮和移形上皮的良性肿瘤称乳头状瘤。标本可见膀胱黏膜大部分皱襞消失，有三处瘤结节呈乳头状隆起突向腔内，质松软已脱落，表面呈细颗粒状有坏死灶。

（2）肾盂乳头状瘤（4-002）

肿瘤自肾盂处生长，呈分支乳头状，根部有蒂和基底相连。切面上灰白色结缔组织作为中轴伸入乳头的中心。

（3）卵巢黏液性囊腺瘤（4-008）

标本为手术摘除的卵巢肿瘤，起源于卵巢黏液性腺上皮的良性肿瘤，呈不规则的囊球形，有完整包膜。肿瘤切面由单个纤维分隔、大小不等的囊腔组成，腔内含胶冻状半透明的黏液样物质。

（4）卵巢浆液性乳头状囊腺瘤（4-031）

肿瘤大约儿头大，有光滑的包膜，切面有两个大囊腔，囊壁表面有无数红色乳头状的增生物，质柔软，浆液性内容物已于切开时流掉。

（5）甲状腺乳头状囊腺瘤（4-030、4-028、4-029、4-030）

肿瘤约拳头大小，表面光滑，有完整包膜，切面有一个大的囊腔，侧囊壁有无数乳头状增生物，质软，浆液已于切开时流掉。两个椭圆形肿块，大者 9.5cm×7.0cm×5.0cm，周围有包膜，包膜可见出血，质软切面粉白色，胶冻状，有小囊腔。小者 3.0cm×2.5cm×2.0cm，有包膜，切面与大肿块相同。标本内为两个肿瘤，一个核桃大圆形表面光滑，内为胶冻状物，另一个大小为 3.5cm×3.5cm，圆形，有包膜，切面呈蜂窝状，半透明胶样外观。肿瘤为 2.5cm×2.0cm 大小，包膜完整，切面为均匀咖啡样半透明的胶状物。

（6）腮腺多形性腺瘤（4-032）

鸭蛋大肿瘤，表面呈结节状，有明显包膜。灰白色肿块已切开，质硬，切面灰白色部分致密，部分呈蜂窝状，小囊腔内充以黏液，腔内充以黏液，于瘤组织一侧有坏死改变。

2. 上皮组织恶性肿瘤（癌）

（1）皮肤鳞状细胞癌（4-003、4-004）

皮肤癌多为起源于临床上皮的恶性肿瘤。皮肤表面突起一圆形巨块，表面粗糙，形如菜花，质坚硬，局部有破溃与出血。切面癌组织灰白色，浸润性生长，与周围正常组织分界不清。

（2）阴茎癌（4-034、4-035）

阴茎癌常发生于阴茎龟头或包皮内接近冠状沟的区域，多为鳞状细胞癌。标本中阴茎龟头部呈菜花样增殖，表面呈颗粒状，有破溃出血。切面上癌组织呈灰白色或黄色，质硬，表面凸凹不平，与周围正常组织分界不清，周边可见数个较小卫星结节向表面呈放射状条纹排列，深部及阴茎海绵体有出血。

（3）乳腺癌（4-013、4-014、4-015）

乳腺癌是来自于乳腺终末导管和小叶上皮的恶性肿瘤。标本可见癌组织由乳头下方开始生长，向内外两个方面浸润呈灰白色，肿瘤无包膜，与周围组织分界不清。乳腺的皮下脂肪组织内见有灰白色的癌组织，向深层周围浸润性生长，中央有少量坏死。此外，可见乳头下陷，局部皮肤皱缩呈"橘皮样"外观。

（4）胃癌（溃疡型）（4-065、4-006、4-007）

手术切除的部分胃标本，于胃小弯侧有一 2.5cm×5.0cm 的椭圆形溃疡，溃疡边缘隆起

（呈围堤状），其底部高低不平，溃疡边缘及底部均有黑褐色斑点，为出血灶，溃疡周围一侧胃黏膜皱襞消失。

（5）直肠癌（溃疡型）（4-036）

距肛门1.5cm处，有一圆形溃疡，直径为4.0cm，边缘不整，底部广泛坏死，溃疡上端的结肠略肥大，但肠腔扩张不明显。

（6）直肠癌（4-039）

于直肠下端距肛门不到1.0cm处，有一菜花样肿块，直径5.0cm，高出黏膜1.0cm，有出血坏死。

（7）直肠黏液癌（4-040）

直肠上端可见有菜花样肿块一个，表面有出血坏死以及一些黏液的絮状物，边界不清，与周围有粘连。

（8）结肠癌（突起型）（4-037）

标本为手术切除的一段结肠，下端有一肿块突起，约3.5cm×3.1cm×2.5cm大小。表面结节状，有出血坏死。

（9）盲肠黏液癌（4-038）

标本为一段盲肠，中间有10.0cm×7.0cm的溃疡型肿块，癌组织可见出血坏死。

3. 间叶组织良性肿瘤

（1）子宫黏膜下平滑肌瘤（4-009）

女性生殖系统最常见的肿瘤。肿瘤在子宫的右侧，大小6.0cm×7.0cm，附带一侧附件，肿瘤有完整的包膜，与周围分界清楚，切面呈灰白色，由纵横交错的平滑肌束构成，宫腔受肿瘤压迫呈裂隙状。

（2）子宫平滑肌瘤（4-010）

成人手掌大的子宫，已切开暴露，见自宫腔内长出一核桃大的结节状肌瘤，带蒂（蒂上套有金属节育环一个），有包膜，和周围分界清楚，切面灰白色，由纵横交错的平滑肌束构成，肌纤维呈漩涡状或编织状排列。

（3）子宫多发性平滑肌瘤（4-011）

肿瘤自子宫壁间发生，呈多发性，共有4个，最大的大小为5.0cm×7.0cm，最小的1.0cm×1.5cm，均有完整的包膜，切面灰白，肌纤维呈漩涡状排列。

（4）卵巢纤维瘤（4-021、4-023、4-024）

标本为儿头或苹果大肿瘤，外有包膜，质坚实，切面呈灰白色，可见明显的纵横交错的纤维束。

（5）脂肪瘤（4-025、4-026、4-027）

皮下小儿头大或拳头大小的肿瘤，棕黄色，呈球形，有包膜，外表呈分叶状，质地柔软，表面可见一些呈脉络状分布的小血管。切面呈淡黄色脂肪样组织，隐约可见一些灰白色纤细的纤维性间隔。

（6）海绵状血管瘤（4-A）

皮下组织见一椭圆形约苹果大之肿瘤，境界不清楚，无包膜。切面在灰白色之基质中有大小不一的小囊，呈海绵状，有的囊内含暗红色血液，有的含乳白色之淋巴液。

（7）胸壁软骨瘤（4-C）

肿瘤质硬，包膜完整，大小为6.0cm×4.5cm，切面呈小囊状，灰白色半透明，有处组织脱落凹陷。

4. 间叶组织恶性肿瘤（肉瘤）

（1）右股骨下端成骨肉瘤（4-042）

股骨下端前方内侧见骨质破坏，已浸润至软组织，切面见骨质内肿块 3.0cm×2.0cm 深灰色，浸润范围 12.0cm×7.0cm。

（2）股骨肉瘤（4-044、4-045）

股骨下端外侧有一肿瘤，直径 5.3cm，破坏干骺端，但未浸润关节面。

（3）脂肪肉瘤（4-064）

肿瘤大小 7.0cm×5.0cm，包膜较完整，切面灰粉色细腻的鱼肉状。

（4）破骨细胞瘤（4-043）

股骨下端骨质全部破坏，肿瘤 15.0cm×12.0cm 粉黄色，有坏死。

（5）骨网状细胞肉瘤（4-046）

肱骨上端粗大，有瘤组织包围，直径 8.5cm，切面瘤组织位于两侧，均有粉红色鱼肉状，其间有灰黄色坏死区，骨髓腔及肱骨头内充满瘤组织。

（6）皮肤纤维肉瘤（4-0001）

肿瘤发生于皮下，无完整包膜（假包膜）；切面呈灰红色或浅灰白色，鱼肉状，质软湿润，其中隐约可见一些排列不规则的幼嫩纤维状组织。黑色部分是出血，与纤维瘤如何区别？

（7）淋巴瘤（4-002）

起源于淋巴结和外周淋巴组织中淋巴细胞的恶性肿瘤，多个肿大淋巴结可融合成片；切面灰红色、鱼肉状；局部可见出血（黑色）、坏死，并可见假包膜。

5. 转移瘤

（1）乳腺癌转移至淋巴结（4-016）

标本为乳腺癌，乳房表面呈结节状，有坏死，重点观察切片，可见乳房周围的多个淋巴结构均有癌组织浸润。

（2）肝转移性肾移形细胞癌（4-017）

可见肝脏的切面上有明显的癌组织转移，前面观有三处转移灶，其中一个直径达 5.0cm×5.0cm，癌组织呈灰白色，中间有坏死脱落。

（3）肝转移癌（4-018、4-019）

在肝切面上可见有四处癌组织转移灶，大小分别为直径 8.5cm×6.0cm，5.5cm×5.0cm，5.0cm×5.2cm，5.0cm×2.0cm。癌组织为灰白色，均有出血坏死，与周围肝组织分界清楚。

（4）绒癌转移至肺（4-020）

标本可见部分肺组织的右侧有 2.0cm×2.0cm 大小的灰白色绒癌转移灶，与肺组织分界较清楚。

6. 其他特殊类型肿瘤

（1）恶性黑色素瘤（4-047）

标本为小核桃大小的黑色素瘤，切面质较软，表面高低不平，有破溃处，肿瘤表面、切面均呈黑褐色。

（2）恶性黑色素瘤（4-048）

标本为右足趾的黑色素瘤转移至大网膜，瘤组织约 4.0cm×5.0cm 均为黑褐色，附于大网膜。

（3）睾丸畸胎瘤（4-049）

标本为肿瘤的一部分，切面可见多个囊腔，壁薄，囊内充满淡黄色油脂状物质及较多的毛发，几颗脱落的牙齿，有处可见软骨。

（4）表皮样囊肿（4-051）

标本为颈后部表皮样囊肿，10.0cm×8.5cm×7.0cm 大小，带皮肤有包膜，已切开，内充满类似胆固醇结晶样的物质，大者 0.8cm，小者 0.1cm，灰白色。

（二）显微镜切片

§1. 乳头状瘤（0026）

【肉眼观察】

切片为皮肤乳头状瘤，肿瘤向表面突出，呈乳头状，色淡的部分为角化物质，色深的部分为鳞状上皮。

【低倍镜观察】

瘤细胞分化较高，其形态、排列、极向等与正常鳞状上皮细胞相似，其表面有大量红染的角化物质。乳头的中轴为纤维组织及血管。肿瘤底部可见皮肤附件，如皮脂腺、汗腺、毛囊等。

§2. 皮肤鳞癌（0027）

【肉眼观察】

组织为鳞癌的一部分，癌组织染色较紫蓝。

【低倍镜观察】

切片中部，皮肤尚残留表皮，其余部分已为癌组织所破坏。癌细胞突破基底膜向深层浸润性生长，形成不规则的癌巢；在癌巢中，相当于基底层的细胞排列在癌巢的外围，与间质的结缔组织相连，相当于棘细胞层的细胞位于其内；癌巢中心呈层状红染的角化物，称为癌珠（或角化珠）；癌巢周围有多少不等的间质。

【高倍镜观察】

癌巢外围肿瘤细胞似基底细胞，细胞质少，核梭形，染色较深，呈栅状排列。癌巢内肿瘤细胞细胞质丰富，核较大，染色质较淡，其形态与棘细胞相似。肿瘤细胞异型性明显，细胞大小、形状不一，病理性核分裂象可见。高分化鳞癌癌巢中央可见伊红染层状排列的癌珠（或角化珠）及肿瘤细胞之间的细胞间桥。癌巢与间质分界清楚，间质由纤维结缔组织、血管和炎症细胞（淋巴细胞、浆细胞、单核细胞）组成。

§3. 直肠腺瘤（0035）

【肉眼观察】

肠道腺瘤常呈息肉状突向肠腔，有蒂相连，切片是息肉状腺瘤的一部分，横切面内有大量黏液。

【低倍镜观察】

肿瘤由大量拥挤的腺体构成，腺体大小不等，形状不规则，少数腺体的腺上皮增生呈乳头状突向腺腔，间质充血、水肿，并有中等量炎性细胞浸润，部分间质有出血，肿瘤表面有陈旧纤维素渗出物及黏液附着。

【高倍镜观察】

腺体不规则，腺上皮细胞排列紧密，个别腺体上皮细胞体积大，胞浆丰富，核大深染，表现出肿瘤细胞的轻度异型性。

§4. 结肠腺癌（0029）

【肉眼观察】

切片为一段结肠，见结肠黏膜呈息肉状突起，着色较深的区域为瘤组织所在处。

【低倍镜观察】

息肉状肿物的一侧为尚正常的肠黏膜，其余已转变为癌组织，癌组织由多数大小不等、形态不一、排列不规则的腺体组成，腺上皮呈单层或多层。切片一端见癌组织已浸润至黏膜下层、肌层和浆膜。黏膜表面脱落，被覆炎性渗出物。间质充血，有少量炎细胞浸润。

【高倍镜观察】

癌细胞呈高柱状，大小不一，胞浆略嗜碱性，核大深染，核分裂象可见，少数腺上皮呈乳头状突向腺腔内，腺体的基底膜不清楚。

§5. 纤维瘤（0037）

【肉眼观察】

皮下有一椭圆形的结节状肿物，与周围组织有明显分界。

【低倍镜观察】

瘤组织有完整的包膜，肿瘤细胞分化良好，与成熟的纤维结缔组织相似，但大量胶原纤维束粗细不一，纵横交错，呈不规则的编织状排列，瘤组织内见有毛细血管及小血管。因瘤组织内胶原纤维多，细胞成分少，故属硬性纤维瘤。肿瘤周围染色较淡。

【高倍镜观察】

肿瘤细胞的形态与正常的纤维细胞很难区别，但排列成纵横交错的编织状结构。（纵切的纤维呈束状，较粗，横切的纤维呈点状）。细胞核长梭形，大小一致，不深染，未见病理性核分裂象。

§6. 纤维肉瘤（0041）

【肉眼观察】

取材于肿瘤的一部分。

【低倍镜观察】

无包膜。细胞多呈束状交织排列，部分瘤组织内有出血。

【高倍镜观察】

瘤细胞分化不良，细胞大小、形状及染色深浅均不一致，瘤细胞呈梭形、卵圆形、或不规则形，胞核大，胞浆少，核浆比例增大，核仁明显，核分裂象较多。可见含有两核或多核的瘤巨细胞。瘤细胞间可见少量胶原纤维，并有许多毛细血管及小血管。

四、病例讨论

【病史摘要】

患者，男性，61岁，工人。因上腹隐痛1年余，加重伴头昏、乏力4月，排黑便3周入院。疼痛与进食无关，曾在院外服中药治疗效果不佳，疼痛加重，并进行性消瘦。体格检查：体温37℃，脉搏84次/min，呼吸20次/min，血压17.34/9.34kPa。消瘦，严重贫血貌。腹部稍膨隆，上腹软，明显压痛，未触及包块。肝在肋下2.0cm。余无异常发现。实验室检查：红细胞1.92×10^{12}/L，血红蛋白60g/L，白细胞4.1×10^9/L，中性粒细胞0.88，淋巴0.10，单核细胞0.02。大便潜血试验阳性。X线钡餐：胃内有大小不等充盈缺损及龛影，考虑其胃小弯有大溃疡。入院后给予止血、抗感染、输血、输液及其他对症处理，病情无好转。入院第5天反复呕吐咖啡色液体并出现巩膜黄染，贫血加重，意识模糊，病情继续恶化，终因全身衰竭死亡。

【尸检摘要】

死者发育正常，营养欠佳，全身皮肤、黏膜、巩膜黄染，浅表淋巴结未触及，双下肢踝部有凹陷性水肿。腹腔积草黄色澄清液约2000ml，胸腔积少量草黄色澄清液。

各内脏检查主要发现如下：

胃：在胃小弯侧距幽门2.0cm处，黏膜面有一个形态不规则的巨形溃疡，面积约6.0cm×5.0cm。溃疡深达肌层，底部凹凸不平，边缘隆起呈结节状。溃疡周围胃壁增厚、变硬。病变向胃窦、幽门及括约肌蔓延。镜检溃疡的边缘及底部有大量异常细胞，该细胞体积较大，呈柱状，胞浆丰富，核大透亮，核仁清楚，核分裂象较多见。这些异常细胞多排列成形状不一，大小不等的腺腔，被数量不等的纤维组织所分隔，少数则作片状浸润，同时肌层被破坏。另外，异常细胞区域周围胃黏膜及其他部位胃黏膜与腺体均有肠上皮化生，尤以靠近细胞团边缘部分为明显。

十二指肠：上部及降部肠壁增厚，黏膜隆起，表面呈颗粒状。镜检：肠壁各层均见与胃内形态相同的异常的细胞浸润，尤以黏膜下层及肌层为重有的部位可见肌层完全被异常细胞所破坏，并浸润浆膜，累及胰腺。

胰腺：胰头体积增大，质较硬，切面胰腺实质内有散在灰白色斑点和条纹。镜检：胰头实质内有上述异常细胞浸润，其他部位未见异常。

胆道：胆总管及胆道口壶腹内肿块形成，呈灰白色，部分表面染有胆汁。肿块几乎将管腔完全堵塞。镜检：肿块由上述异常细胞组成，其形态与胃内所见者相一致。

肝脏：重1300g，表面光滑，呈浅黄绿色，有多个圆形的结节，切面颜色与表面相同，结节为灰白色，周界清楚。镜检：肝细胞浆及毛细胆管和小胆管内有较多的胆汁淤积。胆汁淤积明显区域，肝细胞明显变性坏死。结节为上述异常细胞。

血管：门静脉血管内有巨大血栓形成，管腔几乎被完全堵塞，其长度约0.5cm，上至肝门，下至肠系膜上静脉，肠系膜下静脉约1.0cm。血栓部分区域与管壁粘连。镜检：大体上所见血栓为混合血栓，其中未见上述异常细胞。

淋巴结：胃小弯及幽门下淋巴结肿大，体积约黄豆至蚕豆大，有的互相融合，切面灰黄色。镜检：淋巴结内有大量上述的异常细胞。胆总管周围及肝门周围淋巴结肿大，体积约玉米至蚕豆大。镜检：淋巴结组织被破坏，有大量异常细胞。

【讨论】

1. 诊断及诊断依据。

2. 疾病的发生发展过程。

3. 各脏器病变的关系。

4. 死亡原因。

【复习思考题】

1. 子宫平滑肌瘤是良性肿瘤还是恶性肿瘤？以什么方式生长？

2. 什么叫癌？组织学有何特征？

3. 肉瘤的肉眼特点有哪些？与癌有何不同？

4. 通过本章大体标本和切片的实验，你能否归纳出肿瘤的基本生物学特性是什么？试举例说明。

5. 通过本章对肿瘤标本和切片的观察，请你总结一下良性肿瘤与恶性肿瘤的区别。

6. 解释名词：肿瘤、异型性、扩散、转移、交界性肿瘤、癌、肉瘤、畸胎瘤、原位癌、非典型增生。

第十三章　神经系统及常见疾病

一、概　　述

　　神经系统由神经组织构成。神经系统分中枢神经系统（脑与脊髓）和周围神经系统（神经和神经节）两大部分，两者是相互联系的整体。神经组织由神经细胞和神经胶质细胞组成，它们都是有突起的细胞。神经细胞是神经系统的结构和功能单位，亦称神经元。神经元数量庞大，整个神经系统约有 10^{12} 个神经元，它们具有接受刺激、传导冲动和整合信息的能力。神经元的突起以特化的连接结构-突触彼此连接，形成复杂的神经通路和网络，将化学信号或电信号从一个神经元传给另一个神经，或传给其所在组织的细胞，使神经系统产生感觉或调节其他系统的活动，以适应内、外环境的瞬息变化。有些神经元还有内分泌功能。神经胶质细胞的数量比神经元更多，但不具有神经元的上述特性，它们的功能是对神经元起支持、保护、分隔、营养等作用，两者的关系十分密切。

　　神经元的胞体主要分布在中枢神经系统，如大脑皮质、小脑皮质、脑内众多的神经核团和脊髓灰质；也存在于周围神经系统的神经节内，如脑神经节、脊神经节、自主神经节。神经元的突起则组成中枢神经系统的神经通路和神经网络以及遍布存在的神经。分布到体表和骨骼肌的称躯体神经；分布到内脏、心血管和腺体的称内脏神经或自主神经；自主神经又分为交感神经和副交感神经，分别与相应的自主神经节相连。

　　神经系统分为中枢神经系统和周围神经系统，前者由脑和脊髓组成，后者则包括了与脑相连的 12 对脑神经及与脊髓相连的 31 对脊神经。中枢神经系统由椎管、颅骨、硬脑（脊）膜等组成的封闭结构保护，周围神经系统联络于中枢神经系统及其他器官，由施万细胞、神经束膜等保护。神经系统在维持人体内环境平衡、各器官系统运作、意识精神正常活动等方面起着主导作用。

　　由于结构及功能的特殊性，神经系统在病理学上有其特殊规律：①病变定位与功能障碍密切相关，这是临床神经系统疾病定位诊断的重要依据。②除常见病变（炎症、局部循环障碍、肿瘤等）外，还具有一些特殊的基本病变，如神经元变性、脱髓鞘病变、胶质细胞病变等。③椎管及颅内肿瘤极少发生颅（椎管）外转移，而颅外恶性肿瘤却可转移至脑。④某些解剖结构特征具有双重效应，如颅骨可限制颅内肿瘤的转移，但也是引起颅内高压及脑疝的重要原因。

　　神经系统疾病种类繁多，在此重点介绍中枢神经系统感染性疾病。流行性脑脊髓膜炎多为散发，冬春季流行，患者多为儿童和青少年，是由脑膜炎双球菌感染引起的脑脊髓膜的急性化脓性炎，临床上表现为发热、头痛、呕吐、皮肤瘀点和脑膜刺激征等。流行性乙型脑炎在夏秋之交流行，儿童多见，是由乙型脑炎病毒感染引起的脑、脊髓的变质性炎症，临床上表现为高热、嗜睡、抽搐、昏迷等。

二、实　验　要　求

1. 掌握大、小脑皮质的分层及脊髓灰质的组织结构。

2. 了解脊髓的基本结构。

3. 掌握流行性脑脊髓膜炎的病变特点。

4. 掌握流行性乙型脑炎等病变特点及与流行性脑脊髓膜炎的异同之处。

5. 绘图：小脑皮质分层、流行性乙型脑炎。

三、实 验 内 容

（一）大体标本

1. 流行性脑脊髓膜炎（13-0001）

由脑膜炎双球菌感染引起的脑脊髓膜的急性化脓性炎症。病变脑膜充血水肿，蛛网膜下腔内可见灰黄色脓性渗出物，尤以脑底的脑池更显著，全脑表面呈毛玻璃样外观。大脑半球凸面的脓液多在脑沟内和浅静脉血管周围，故不易分清脑膜血管走向。脑纵切面可见白质水肿、脑室壁充血、脉络丛高度充血。

2. 脑脓肿（13-0002）

由金黄色葡萄球菌血行播散引起的脑部局限性化脓性炎，表现为脑组织局部发生溶解性坏死，形成充满脓液的腔。病变初期局部脑组织软化、伴有充血和出血点，后期液化成脓液，可使白质纤维中断。急性脑脓肿以坏死为主，肉眼观脓肿壁不明显。慢性脑脓肿由于肉芽组织增生及胶质瘢痕形成，常可观察到较明显的脓肿壁。

3. 流行性乙型脑炎（13-0003）

由乙型脑炎病毒感染引起的急性传染病，夏秋之交流行。肉眼观蛛网膜一般无特殊改变，脑组织可见高度水肿充血，脑回变平，脑沟变浅，大脑灰白质分界不清，脑室系统受压而呈裂隙状。大脑皮质或基底核可有多数圆形或卵圆形微小软化灶，色较浅，半透明，边缘不整齐如虫蚀状。

（二）组织切片

§1. 大脑

取材：人的大脑。

染色：HE 染色法。

【肉眼观察】

标本表层为皮质，2.0～3.0mm 厚。深部为髓质。

【低倍镜观察】

（1）软脑膜：被覆在皮质表面的薄层结缔组织，内含有血管。

（2）皮质：为多极神经元、神经纤维和神经胶质细胞构成。皮质的神经元分层排列，但各层界限不清。根据神经元的大小、形态及分布，可将皮质由浅至深分为六层。

分子层：位于皮质最浅层，神经细胞数量少，有水平细胞和星形细胞，体积小，染色最浅，排列稀疏，镜下看不清细胞的形态。

外颗粒层：厚度与分子层相当，神经细胞较密集，由较多颗粒细胞及少量小锥体细胞组成。其中小锥体细胞的形态较清楚，胞体呈锥体形。

外锥体细胞层：此层较厚，与外颗粒层无明显分界，神经细胞排列较稀疏，可见较多中、小型锥体细胞。

内颗粒层：细胞密集，较大，多数为星形细胞。

内锥体细胞层：主要有大、中型锥体细胞。在中央前回运动区有巨大锥体细胞，称

Betz 细胞。

多形细胞层：近髓质，细胞较小，形态多样。主要是梭形细胞。尚有少量锥体细胞和颗粒细胞，但镜下看不清各种细胞的形态。

（3）髓质：又称白质，位于皮质的深层，由许多着色深的神经胶质和着色粉红的有髓神经纤维组成。此外，在皮、髓质内均可见到小血管断面。

【高倍镜观察】

观察锥体细胞的形态结构。选择一较大且切面完整的锥体细胞观察。胞体呈锥体形，锥顶向表面，其主树突从锥形细胞顶部伸出，走向皮质表面，沿途发出一些分支，但突起因切面关系不易见到。在胞体的基部也发出一些树突，树突表面都有树突棘。胞质含嗜碱性的尼氏体，核大而圆，居中，染色浅呈空泡状，核仁明显。

§2. 小脑

取材：人（猫）的小脑。

染色：HE 染色法。

【肉眼观察】

标本呈柏树叶状，表面凹凸不平，小脑表面有许多平行的浅沟把小脑分隔成许多小脑叶，呈叶片状，各叶片最外层浅粉色为小脑皮质分子层，最内层浅粉色为小脑髓质，中间染色较深（紫蓝色）部分为小脑皮质颗粒层。浦肯野细胞层用肉眼不能分辨。

【低倍镜观察】

分清软脑膜、皮质和髓质。

1. 软脑膜　被覆在皮质表面，是一薄层结缔组织膜，内含小血管。有的切片小脑表面软脑膜大部分脱落，可在小脑横沟内观察。

2. 皮质　位于小脑近表面，由神经元、神经胶质和神经纤维组成。从外向内分为明显的三层。

分子层：较厚，染色甚浅，内含大量淡红色的无髓神经纤维纵切面，细胞较少、分散，主要由星形细胞和篮状细胞构成。

浦肯野细胞层：此层明显，由一排浦肯野细胞组成。胞体大，呈梨形，排列较整齐，染色较深，核大，核仁明显。其胞体顶端的主树突伸入分子层，轴突穿过颗粒层进入髓质。

颗粒层：此层甚厚，由大量胞体较小的颗粒细胞和少量胞体较大的高尔基 II 型细胞构成。颗粒细胞的核小而圆，染色较深。细胞核之间深红色的块状物，即小脑小球。

3. 髓质　染色浅，由神经纤维和神经胶质细胞构成。

【高倍镜观察】

观察浦肯野细胞的形态结构。选择一较大且切面完整的浦肯野细胞观察。小脑浦肯野细胞的胞体呈梨形或圆形。其主树突从胞体顶端伸出并走向皮质表面。主树突反复分支呈柏树叶状伸入到分子层内，但因切片关系不易全部见到。浦肯野细胞的细胞质含有嗜碱性的尼氏体，细胞核较大，呈空泡状，位于细胞中央。

§3. 脊髓

取材：动物脊髓。

染色：HE 染色法。

【肉眼观察】

脊髓横断面，呈椭圆形，染成深红色，居中呈 H 形或蝴蝶形为灰质，两个较窄的突起为后角，两个较宽的突起为前角。灰质周围染色浅的为白质。

【低倍镜观察】

分辨灰质和白质及灰质的前角和后角。

灰质：可见各型的神经元胞体，神经胶质细胞和无髓神经纤维。在脊髓灰质的前角可见成群分布的多级神经元，灰质中央有脊髓中央管的切面。

白质：多为被横断的有髓神经纤维（髓鞘被溶解发亮）和少量的无髓神经纤维，粗细不一，神经纤维之间有神经胶质细胞。

【高倍镜观察】

在脊髓前角可见有突起的多级神经元，树突和轴突不易确定。在胞体含有丰富的尼氏体（呈紫色的斑块状），胞核大、色浅，空泡状，核仁明显。在后角的神经元胞体较小，散在分布。侧角和中间带 可见成群的中型交感神经元。

脊髓中央管：两侧灰质在正中相连的部分为灰质连合，其中央为脊髓中央管，由一层立方形或矮柱状的室管膜细胞构成管壁。

§4. 脊神经节

取材：动物脊神经节。

染色：HE 染色法。

【肉眼观察】

脊神经节纵切面呈椭圆形，着紫红色。

【低倍镜观察】

外表面有一层染色浅的致密（纤维性）致密结缔组织被膜，并伸入节内分布于神经节细胞和神经纤维之间。节内的假单极神经元成群分布于神经纤维束之间。

【高倍镜观察】

脊神经节细胞：为假单极神经元，胞体圆形或椭圆形，大小不等，成群分布，胞质嗜酸性，胞质中含有细小的嗜碱性颗粒（尼氏体），弥散分布。核内异染色质少，着色浅，核呈泡沫状，核膜核仁明显。有的细胞内可见棕黄色的脂褐素颗粒。

卫星细胞：又称被囊细胞，每个神经元周围均可见一层扁平或立方形的细胞，细胞核呈圆形，较小，着色较深。在被囊细胞外面，有薄层的结缔组织包绕。

神经纤维：成束分布于脊髓神经节细胞之间，多数为有髓神经纤维，无髓神经纤维很少。

§5. 交感神经节

取材：动物脊神经节。

染色：HE 染色法。

【肉眼观察】

交感神经节纵切面呈圆形或椭圆形。

【低倍镜观察】

可见交感神经节被覆着致密（纤维性）结缔组织的被膜，被膜伸入节内构成支架，在其中分散地分布着较大的交感神经节细胞。节细胞间可见成小束平行排列的神经纤维。节内还可见许多小血管断面。

【高倍镜观察】

交感神经节细胞是多极神经元，由于切片关系胞突不能完全被切到，所以见到的细胞是多边形或圆形的。选一切面较完整的节细胞进行观察,可见胞质内含有嗜碱性、弥散分布的细小颗粒,为尼氏体。有的细胞内还能见到大量棕黄色颗粒即脂褐素颗粒。

交感神经节细胞核较大,圆形,染色浅,核仁也很明显。在交感神经节细胞周围也有卫星细胞和结缔组织细胞包绕,但数量较少。卫星细胞的核呈圆形,着色稍深,而结缔组织细胞核呈梭形,着色较深。

交感神经节内含有髓和无髓的神经纤维,前者在脊神经节内已叙及,现观察无髓神经纤维。在镜下见到无髓神经纤维多成束排列在交感神经节细胞之间,在纵切面上注意勿与结缔组织纤维相混。

(三)病理切片

§1. 流行性脑脊髓膜炎(00116)

【低倍镜观察】

蛛网膜下腔增宽,内有脓性渗出物(中性白细胞、单核细胞、淋巴细胞及纤维素渗出),在脑沟内尤为明显。软脑膜高度充血水肿及白细胞渗出,脑实质内无炎性细胞浸润。

§2. 流行性乙型脑炎(00201)

【低倍镜观察】

软脑膜充血水肿,并有淋巴及大单核细胞浸润,脑组织内可见散在分布的软化灶。

【高倍镜观察】

脑组织小血管明显扩张充血,血管周围有淋巴细胞浸润;神经细胞变性坏死,细胞肿胀,尼氏体消失,核偏位,胞内可见有小胶质细胞,此称为"噬神经细胞现象",重者可坏死;坏死灶周围可见增生呈灶性的胶质细胞,或呈弥漫性分布;低倍镜下可见软化灶染色呈疏松网状,并有炎细胞浸润。

四、示 教

§1. 小脑浦肯野细胞

取材:兔的小脑。

染色:镀银染色法。

【镜下观察】

小脑浦肯野细胞是多级神经元。胞体呈梨形;树突呈柏树样分支;轴突因被切断而较短。

§2. 大脑

取材:人的大脑。

染色:镀银染色法。

【低倍镜观察】

表面是皮质,深层是髓质,皮质的神经细胞经镀银法处理后,胞体及其突起都呈黑色。由表及里分辨皮质的分子层、外颗粒层、外锥体细胞层、内颗粒层、内锥体细胞层和多形细胞层等。多型细胞层的深面是大脑的髓质(白质),主要由有髓神经纤维构成。

§3. 电镜照片

血-脑屏障电镜图:内皮细胞,周细胞,星形胶质脚板。

五、病 例 讨 论

病例一

【病史摘要】

患儿，女性，6岁。因高热、头痛、嗜睡4天，抽搐、不语3天，昏迷1小时于1957年8月8日入院。患儿于入院前4天出现高热、头痛、嗜睡，3天前开始抽搐，不语，3小时前出现昏迷。未注射过预防针。体格检查：呈昏迷，体温40.4℃，脉搏120次/min，呼吸40次/min，血压14.4/8.8kPa，颈项强直，对光反射迟钝，膝腱反射消失，布鲁津斯基征（+），凯尔尼格征（+）。心、肺、腹（-）。实验室检查：脑脊液中有白细胞 0.098×10^9/L，其中淋巴细胞90%，蛋白（-）。入院后经对症及支持治疗无效于入院后10小时死亡。

【尸检摘要】

身高115cm，发育、营养尚可，唇、指发绀。扁桃体大，有黄白色渗出物覆盖，镜下见中性粒细胞浸润；右肺200g，左肺180g，肺血管扩张充血，部分气管腔内有分泌物，支气管壁有中性粒细胞浸润，部分肺泡腔内有淡红色无结构的物质充填。肝680g，表面和切面呈红色与黄色相间，部分肝细胞胞浆呈空泡状，并将细胞核挤压变形。小肠腔内有数十条蛔虫。脑1450g，脑及脊髓有弥散性胶质细胞增生及小结节形成，血管套现象，神经细胞变性及软化灶形成，脑组织之病毒分离阳性。

【讨论】

1. 死者患有哪些疾病？其诊断依据是什么？
2. 其死亡原因是什么？

病例二

【病史摘要】

患儿，女性，6岁。因发热伴畏寒、呕吐、抽搐、两侧胁部疼痛3天，于1956年8月13日入院。体格检查：急性重病容，颈项强直，瞳孔对光反射迟钝，双肺呼吸音粗糙，心率快。腹壁反射（+），膝腱反射（+），凯尔尼格比（-）。左肘部和左膝部有创面，已结痂。实验室检查：外周血白细胞 20.3×10^9/L，其中中性粒细胞0.89，淋巴细胞0.07，嗜酸粒细胞0.01，单核细胞0.03。脑脊液：蛋白（+），糖（++），细胞 0.575×10^9/L，其中中性粒细胞0.96。尿液检查：红细胞（++），上皮细胞（+），脓细胞（+）。X线检查示：双肺纹理增多。临床诊断：乙型脑炎？脓毒血症？入院后经抗感染、对症和支持治疗等。死亡前昏迷，呕吐6~7次，发绀，治疗无效于入院后18小时死亡。

【尸检摘要】

死者身高103cm；右肺230g，左肺190g，双肺散在暗红色实变区，大小0.2cm×2.0cm×2.0cm，光镜下见此区肺组织结构的轮廓保存，但细胞核固缩、碎裂、溶解，大量红细胞充填于肺泡腔和支气管腔内。这种病变区的中央或边缘见直径0.1cm，呈灰白色或黄白色区，组织结构已被破坏，代之以大量中性粒细胞浸润，并查见革兰阳性球菌。心脏90g，右心室前壁脏层心包增厚，呈灰白色。肝620g，表面和切面呈暗红色与淡黄色相间，亦见多个直径0.1~0.3cm的黄白色、圆形或卵圆形病变，镜下见大部分肝细胞胞浆呈空泡变，卵圆形病变区肝组织结构消失，为大量中性粒细胞和细胞碎片所代替。脑1470g，蛛网膜下腔有黄白色渗出物，镜下见由大量中性粒细胞和细胞碎片等构成，脑组织内散在有大小不等的软化区，血管内查见细菌性（革兰阳性球菌）栓子。左膝局部皮肤急性炎症。急性脾炎。急性扁桃体炎。肾上腺充血和出血。局限性慢性心包炎；陈旧性肺结核。

【讨论】

1. 死者生前患有哪些疾病？其诊断依据是什么？

2. 其死亡原因是什么？

3. 本病例死者所患疾病是怎样发生、发展的。

【复习思考题】

1. 描述光镜下浦肯野细胞的形态结构。

2. 简述化学性突触。

3. 简述中枢神经系统的神经胶质细胞及其功能。

4. 从组织学的角度说明小脑是如何精确调节肌群动作的。

5. 比较神经外膜、神经束膜和神经内膜的异同。

6. 在光镜下大脑皮质由浅至深依次分为哪几层？

7. 流行性脑脊髓膜炎、流行性乙型脑炎及结核性脑膜炎在病变性质、侵犯部位，临床表现及预后方面有何区别？

第十四章 眼 和 耳

一、概 述

眼是视觉器官，主要由眼球构成，还有眼睑、眼外肌和泪器等附属器。眼球近似球体，由眼球壁和眼球内容物两大部分组成。眼球壁自外向内分为纤维膜、血管膜和视网膜三层。其中纤维膜包括角膜和巩膜；血管膜包括虹膜基质、睫状体基质和脉络膜；视网膜包括虹膜上皮、睫状体上皮和视部。眼的内容物由房水、晶状体和玻璃体组成。

耳由外耳、中耳和内耳组成，前两者传导声波，后者为听觉感受器和位觉感受器的所在部位。外耳由耳郭、外耳道和鼓膜构成。耳郭以弹性软骨为支架，外包薄层皮肤。外耳道的皮肤内有耵聍腺，结构类似大汗腺，分泌耵聍。鼓膜分三层，外层为复层扁平上皮，与外耳道的表皮连续；中层主要由胶原纤维束组成，与鼓膜的振动有关；内层为黏膜层，由单层扁平上皮和薄层疏松结缔组织构成。鼓膜的作用是将声波的振动传递到中耳。中耳包括鼓室和咽鼓管。鼓室内表面和三块听小骨表面覆有薄层黏膜。咽鼓管近鼓室段的黏膜上皮为单层柱状上皮，近鼻咽段为假复层纤毛柱状上皮，固有层内有混合性腺。内耳位于颞骨岩部内，是一系列结构复杂的弯曲管道，故又称迷路，包括骨迷路和膜迷路。骨迷路由前至后分为耳蜗、前庭和半规管，它们依次连通，内壁上都衬以骨膜。膜迷路悬系在骨迷路内，形态与骨迷路相似，相应地分为膜蜗管、膜前庭（椭圆囊和球囊）和膜半规管三部分，三者相通。膜迷路管壁的黏膜由单层立方上皮或单层扁平上皮和固有层构成，某些部位的黏膜增厚，上皮细胞特化形成感受器。

二、实 验 要 求

1. 掌握眼球壁各层及眼内容物的组织结构。
2. 掌握角膜、虹膜、睫状体、视网膜的组织结构。
3. 了解眼睑的组织结构。
4. 了解内耳膜迷路的组织结构。
5. 掌握壶腹嵴、位觉斑、螺旋器的基本结构。
6. 绘图：眼球、内耳。

三、实 验 内 容

（一）眼球

取材：人的眼球矢状切面。

染色：HE 染色法。

【肉眼观察】

眼球为一个球形器官，前部稍向前凸起，后部有视神经。

辨认角膜、巩膜、虹膜、睫状体和晶状体，明确前房、后房及瞳孔的位置。

1. 纤维膜 位于眼球壁最外层，染成红色，前部为角膜，后部为巩膜。

2. 血管膜 位于纤维膜内面，呈棕黑色。自前向后分为虹膜、睫状体和紧贴巩膜内面的脉络膜。

3. 视网膜 位于眼球壁最内面。

4. 眼球内容物 房水、晶状体和玻璃体。

（1）晶体状：位于虹膜和玻璃体之间，为染成红色的椭圆体。

（2）玻璃体：位于晶状体与视网膜之间（玻璃体已脱落）。

（3）前房和后房：前房是角膜与虹膜之间的腔隙，后房是虹膜与晶状体、睫状体及玻璃体之间的腔隙（房水已流失）。

【低倍镜观察】

1. 纤维膜 从前向后依次分为：

角膜：位于眼球前方，染成粉色，表面有上皮。

巩膜：与角膜连续，成于致密结缔组织。角膜边缘处有球结膜附于巩膜表面。球结膜的上皮基底面不平坦，下方为疏松结缔组织，其中有血管。

2. 血管膜 自前向后依次分为：

虹膜：根部与睫状体相连，由富于血管和色素细胞的结缔组织构成。

睫状体：自虹膜根部向后延续，切面为三角形。

脉络膜：位于睫状体之后，为富含血管和色素细胞的结缔组织。脉络膜的最内层是一层均质透明的薄膜即玻璃膜。

3. 视网膜 此切片可见视网膜的边缘部分。视网膜衬于脉络膜内面，由多层细胞构成（详见眼球后半部）。

4. 晶状体 为虹膜之后的椭圆形体，染成深红色。

5. 玻璃体 位于晶状体之后，其中胶状体多因制片而流失。

【高倍镜观察】

仔细观察各部的微细构造（描述方法由前向后，由外向内）。

1. 纤维膜 致密结缔组织，前方为角膜，后方为巩膜。

（1）角膜：由前向后分五层

（2）角膜上皮：角化的复层扁平上皮，约有5~6层细胞，上皮基部平整无乳头。

（3）前界层：一层染色淡的均质薄膜。紧贴在角膜上皮之后，此膜中不含细胞。

（4）角膜基质：占角膜的大部分，由平行排列的胶原纤维组成胶原板层，层间无血管，有少量成纤维细胞。

（5）后界层：较薄，与前界层结构相似。

（6）角膜内皮：位于角膜内表面，为单层扁平上皮。

（7）巩膜：位于角膜后部，由致密结缔组织构成。在巩膜与角膜交界处，巩膜向前内侧形成环形嵴状的突起，即巩膜距。其前端有小梁网附着，后端有睫状体附着。

（8）角膜缘：角膜与巩膜交界的移行区。

（9）角膜缘上皮：细胞小，数十层，基底层细胞呈矮柱状，即角膜干细胞。

（10）巩膜静脉窦：位于角膜缘内侧的不规则腔隙，腔面衬有内皮。

（11）小梁网：位于巩膜静脉窦内侧，起于角膜后界层，止于巩膜距，由小梁和小梁间隙组成，呈网状。

2. 血管膜 疏松结缔组织，内含丰富的血管和色素细胞（胞质含有黑色颗粒）。由前向后分为虹膜、睫状体、脉络膜。

（1）虹膜：由前向后可分三层。

（2）前缘层：为一层不连续的成纤维细胞和色素细胞。

（3）虹膜基质：为疏松结缔组织，内含丰富的血管和色素细胞。

（4）虹膜上皮：由两层细胞组成。前层细胞为肌上皮细胞，靠近瞳孔缘的为环行的瞳孔括约肌；呈放射状排列的为瞳孔开大肌。后层细胞为立方形，胞质充满色素颗粒。

（5）睫状体　位于虹膜的后外侧，前与虹膜相连，后与脉络膜相接。矢状切面呈三角形，内侧有许多睫状突借睫状小带与晶状体相连。睫状体由外至内由睫状肌、基质和睫状体上皮组成。

（6）睫状肌：为平滑肌，排列成纵行、放射状、环行。

（7）基质：位于睫状肌内侧，是富含血管和色素细胞的结缔组织。

（8）睫状体上皮：位于睫状体内表面，由两层细胞组成。外层为立方形色素细胞，内层为立方形非色素细胞（分泌房水）。

（9）脉络膜：位于巩膜内侧，由疏松结缔组织组成，内含丰富的血管和色素细胞。

3. 视网膜　位于脉络膜的内面，是高度分化的神经组织，由一层色素上皮和三层神经元构成。由外向内分四层：

（1）色素上皮层：位于视网膜的最外层，为单层矮柱状上皮，胞质充满黑色素颗粒。

（2）视细胞层：位于色素上皮内侧，细胞多，细胞核呈圆形，深蓝色，密集排列。视细胞的突起染成粉红色，树突伸向色素上皮层，轴突伸向双极细胞层。视细胞分为视锥细胞和视杆细胞两种，镜下不易区分。

（3）双极细胞层：位于视细胞的内侧，可见几层深染的胞核。

（4）节细胞层：位于双极细胞层的内侧，细胞数量较少，胞体较大，核大而圆、染色浅，为多极神经元。

4. 黄斑　此斑甚小，故切片时多不能切到。

5. 视盘　位于视神经与眼球相连处，呈乳头状隆起，为视神经穿出眼球壁的结构（有的标本见不到）。

6. 晶状体　位于虹膜之后，呈双凸椭圆形，染成红色。

（1）晶状体囊：在晶状体的外面，均质薄膜。

（2）晶状体上皮：在晶状体囊内侧，晶状体前面有单层立方上皮，胞质着色较红。

（3）晶状体纤维：位于晶状体上皮后方，为细长纤维，染色红，近赤道处纤维界限明显，可见细胞核，近晶状体中心细胞核消失，构成致密的界限不清的晶状体核。

（二）眼睑

取材：人的眼睑（矢状面）。

染色：HE 染色法。

【肉眼观察】

眼睑断面呈长方形，稍弯曲，边缘染成蓝紫色；稍凹侧蓝色边缘为睑结膜，稍凸侧蓝色边缘为皮肤；二者相接处为睑缘。睑缘对侧为眼睑基部。

【低倍镜观察】

先找到有毛的皮肤表面，再自外向内观察：

1. 皮肤　结构与有毛皮相同。注意眼睑缘结构特点：近睑缘处有睫毛，此处的皮脂腺又称睑缘腺（Zeis 腺）。汗腺腺腔大，开口于睫毛毛囊或睑缘称睑板腺（又称 Moll 腺）。

2. 皮下组织　薄层疏松结缔组织，脂肪细胞少。

3. 肌层　可见粗大的骨骼肌束（横断），为眼轮匝肌。

4. 睑板 由致密结缔组织组成，色浅均匀。睑板腺为睑板内的皮脂腺，可见色浅的腺泡和染色较深的导管断面，在睑缘附近可见导管的开口。

5. 睑结膜 为复层柱状上皮，在睑缘处与皮肤移行，上皮下方有薄层疏松结缔组织。

（三）内耳

取材：豚鼠的内耳。

染色：HE 染色法。

【肉眼观察】

标本呈不规则形，垂直切面的耳蜗为锥体形结构，中央染成红色的为蜗轴。蜗轴的两侧各有三、四个圆孔形断面，为骨性耳蜗的横切面。每个耳蜗的切面都被染成红色的螺旋板分为上下两部，上为前庭阶，下为鼓阶。二者之间的三角形腔，即膜蜗管。

【低倍镜观察】

1. 耳蜗

（1）蜗轴：由松质骨组成。由蜗轴向耳蜗管内突出的骨板为骨螺旋板，骨螺旋板根部有螺旋神经节，每个神经节中含有多个神经元胞体。

（2）骨蜗管：选择一结构完整的耳蜗断面观察。每个耳蜗有三个管腔，位于中部外侧呈三角形的是膜蜗管，其上方为前庭阶，下方为鼓阶。

（3）螺旋板：骨螺旋板由蜗轴发出，较厚；膜螺旋板由外侧壁发出，较薄；两者相连。

（4）前庭膜：由骨螺旋板上面斜向外上方，止于外侧壁。

（5）膜蜗管：三角形的管，上壁为前庭膜，外壁为骨蜗管的外侧壁，下壁为骨螺旋板和膜螺旋板。

（6）前庭阶：膜蜗管上方的管腔。

（7）鼓阶：螺旋板下方的管腔。

2. 半规管 耳蜗附近的圆形腔，为半规管横断面。

（1）骨性半规管：较大，四周的壁为骨质。

（2）膜性半规管：圆形，由黏膜组成，一侧附在骨性半规管壁上。

【高倍镜观察】

1. 膜蜗管

（1）前庭膜：为骨螺旋板至耳蜗外侧壁之间的一斜行薄膜，由结缔组织和两侧的单层扁平上皮组成。标本上不易分辨。

（2）外侧壁：此处的骨膜组织增厚，构成螺旋韧带，韧带向腔面附有含血管的复层柱状上皮，故称为血管纹。

（3）下壁：由骨螺旋板的外侧部和基底膜组成。基底膜含胶原样细丝（听弦），其上方有由支持细胞和毛细胞组成的螺旋器。

2. 螺旋器 位于膜蜗管的基底膜上，由支持细胞（柱细胞、指细胞）和毛细胞（内毛细胞、外毛细胞）构成。

（1）内、外柱细胞：基部较宽，位于基底膜上，两细胞底部和顶端相接，围成一个三角形的内隧道。

（2）内指细胞：位于内柱细胞内侧，核位于细胞中部。

（3）内毛细胞：位于内指细胞上方，呈烧瓶状，顶部有静纤毛。

（4）外指细胞：位于外柱细胞的外侧，细胞柱状，细胞核位于细胞中央，有3～5行。

（5）外毛细胞：位于外指细胞上方，呈柱状，顶部有静纤毛，亦有3～5行。

（6）盖膜：覆盖在螺旋器的上方的胶质膜。

四、示　教

（一）黄斑与中央凹

取材：人的眼球矢状切面。

染色：HE染色法。

【镜下观察】

黄斑位于视网膜后极的一横向椭圆形区域，其中央的浅凹为中央凹。中央凹处只有色素上皮和视锥细胞，双极细胞及节细胞均向外周倾斜，形成局部凹陷。此处视觉最精确。

（二）壶腹嵴

取材：豚鼠的内耳。

染色：HE染色法。

【高倍镜观察】

壶腹嵴是由壶腹的一侧黏膜增厚突向腔内而形成。黏膜上皮由支持细胞和毛细胞组成。

1. 支持细胞　呈高柱状，位于基膜上，核卵圆形，位于细胞基部，胞质上端有色素颗粒。

2. 毛细胞　呈烧瓶状，细胞基部位于支持细胞之间。细胞顶端的长纤毛伸入圆形壶腹帽内。

3. 壶腹帽　为糖蛋白组成的圆形胶状物。

（三）位觉斑（椭圆囊斑和球囊斑）

取材：豚鼠的内耳。

染色：HE染色法。

【高倍镜观察】

位觉斑是由椭圆囊和球状囊一侧的黏膜增厚隆起而形成。上皮是单层柱状上皮，由支持细胞和毛细胞组成，毛细胞的纤毛较短，纤毛埋在耳石膜中，在胶体表面有许多颗粒，为碳酸钙结晶体，即位砂，其他结构与壶腹嵴相同。

（四）电镜照片

1. 视细胞（视锥细胞和视杆细胞）　中间狭窄处为内节和外节连接部，可见纤毛及基体，外节内可见板层状膜盘。内节含有密集的线粒体。

2. 螺旋器（扫描电镜）　内、外柱细胞形成的内隧道。外指细胞：指状突起顶部形成的网状膜；内、外毛细胞：每个毛细胞的游离面有静纤毛，其顶端从指细胞的指状突起形成的网孔中伸出，游离面的静纤毛呈"V"或"W"形排列。

【复习思考题】

1. 简述角膜的组织结构。

2. 外界光线刺激经过哪些结构和途径传入视神经？

3. 试述视网膜的组织结构。

4. 若房水循环受阻将导致什么结果？

5. 声波是通过哪些途径从外耳传入内耳，又经过哪条神经传入大脑的？

6. 壶腹嵴、前庭斑和螺旋器三者的组织结构有何共同点？各自有何特殊性？

第十五章 免疫系统及常见疾病

一、概 述

免疫系统是机体保护自身的防御性结构，主要由淋巴器官（胸腺、淋巴结、脾、扁桃体）、其他器官内的淋巴组织和全身各处的淋巴细胞、抗原呈递细胞等组成；广义上也包括血液中其他白细胞及结缔组织中的浆细胞和肥大细胞。构成免疫系统的核心成分是淋巴细胞，它使免疫系统具备识别能力和记忆能力。淋巴细胞经血液和淋巴周游全身，从一处的淋巴器官或淋巴组织至另一处的淋巴器官或淋巴组织，使分散各处的淋巴器官和淋巴组织连成一个功能整体。免疫系统是生物在长期进化中与各种致病因子的不断斗争中逐渐形成的，在个体发育中也需抗原的刺激才能发育完善。

淋巴细胞是机体免疫系统的主要成分，原发于淋巴结和结外淋巴组织等处的淋巴细胞及其前体细胞的恶性肿瘤，称为恶性淋巴瘤，简称淋巴瘤，分为霍奇金淋巴瘤（HL）和非霍奇金淋巴瘤（NHL）两大类。非霍奇金淋巴瘤占所有淋巴瘤的80%～90%，组织学分类复杂，临床表现多样。霍奇金淋巴瘤占所有淋巴瘤的10%～20%，肿瘤细胞是一种独特的瘤巨细胞，称作 Reed-Sternberg 细胞（ R-S cell），在病变组织中仅占 1%～5%，肿瘤组织中常有不等量的各种炎细胞浸润和不同程度的纤维化存在。

二、实 验 要 求

1. 掌握淋巴结的组织结构。
2. 掌握脾脏的组织结构。
3. 掌握胸腺的组织结构。
4. 了解扁桃体的结构。
5. 掌握霍奇金淋巴瘤的分类及特点。
6. 了解恶性淋巴瘤的分类。
7. 了解白血病的概念及分类。
8. 绘图：淋巴结、霍奇金淋巴瘤。

三、实 验 内 容

（一）大体标本

【观察方法】

淋巴瘤可以发生于任何器官，有原发瘤和继发瘤。瘤体可大可小，一般没有清楚的边界，切面可见瘤组织呈灰红色鱼肉状。

【观察标本】

1. 非霍奇金淋巴瘤（8-005）

肠系膜上满布鸡蛋大、核桃大及苹果大小的结节，有的在小肠浆膜面，有的互相融合，质较软，切面呈一致性灰白或淡粉红色。

病历摘要：李××，31 岁，女性，下腹肿块六月余。六个月前发现左下腹有拳头大的包块，较硬，可上下活动，大小便正常，一般情况尚好，包块逐渐增大，偶尔腹痛，腹胀，食欲减退，日益消瘦，疲乏，不能操持家务。

病理诊断：非霍奇金淋巴瘤。

2. 非霍奇金淋巴瘤（8-004）

多个肿大的淋巴结的融合，最大的直径约 4.0cm，灰白色较软。切面均匀一致切面呈灰白色，瘤结节边缘隐约可见，部分区域可见变性坏死，外被以包膜。

3. 霍奇金淋巴瘤之脾脏（8-003）

脾肿大，重 325g，大小约 16.0cm×8.0cm×7.0cm，脾脏大部分被数个圆形瘤结节所占据，切面肿瘤质地细腻，均匀一致呈灰红色，标本上方肿瘤组织已坏死崩解呈不规则空腔。

4. 阑尾淋巴肉瘤（8-001、8-002）

阑尾正常形态已消失，为肿瘤所占据，肿瘤大小约 6.0cm×4.0cm×3.0cm，质较软，切面呈均匀一致灰红色，似鱼肉状。阑尾腔已被挤压变形以致消失，中央可见一黄豆大小黄褐色之坏死区。

5. 肾淋巴瘤（8-006）

肾脏大小近于正常，肾实质内有大小不等多个瘤结节所占据，大者如樱桃，小者如粟粒，切面质地细腻呈粉红色，肿瘤多位于肾皮质和肾髓质之间，部分肾盂受压而变形。

6. 胃恶性淋巴瘤（8-007）

近幽门处发生一巨大肿瘤，大小约 12.0cm×10.0cm×8.0cm，质地较软，切面呈均匀一致灰红色似鱼肉，瘤体中央偏右侧已发生坏死囊性变。

（二）组织切片

§1. 淋巴结

取材：动物淋巴结。

染色：HE 染色法。

【肉眼观察】

淋巴结的纵切面呈椭圆形，为实质性器官。表面染成红色是被膜，被膜下着深蓝色为皮质，中央部分着色深浅不一为髓质。有的标本一侧有凹陷为淋巴结门部，门部无皮质结构。

【低倍镜观察】

1. 被膜和小梁 表面为薄层致密结缔组织构成的被膜，被膜组织伸入实质成为小梁，被膜和小梁均被染成红色，其内可有血管断面。有的标本可见淋巴结门部，其内有脂肪组织、小血管和输出淋巴管的断面。

2. 皮质 位于被膜的深面，在实质的周围。

（1）浅层皮质：位于被膜内侧，主要由淋巴小结和小结间弥散淋巴组织组成；淋巴小结大小不等，圆形或椭圆形。淋巴小结的周围部分着色较深，中央部着色较浅，称为生发中心。

（2）副皮质区：位于皮质深层成片的弥散淋巴组织，其边界不明显且厚度不一。

（3）皮质淋巴窦：分布于被膜与淋巴组织之间以及小梁与淋巴组织之间。皮质淋巴窦较窄，染色较浅，窦内细胞稀疏。

3. 髓质 位于皮质的深层，与皮质无明显的界限。

（1）髓索：是相互连接呈索状的不规则淋巴组织，粗细不等，细胞密集，着深蓝紫色。

（2）髓窦：是分布于髓索之间及髓索与小梁之间的浅染区，髓窦较宽大，色浅容易分辨。

【高倍镜观察】

1. 被膜 由致密结缔组织构成,被膜中可见到几条输入淋巴管的断面,管壁衬有内皮,在淋巴结的门部可见血管及输出淋巴管。

2. 皮质

(1)淋巴小结:顶部周围为密集的小淋巴细胞,核小,染色较深,称小结帽。生发中心分为明区和暗区。明区位于小结帽内侧,染色淡主要由网状细胞、巨噬细胞和中淋巴细胞等组成(不必区分),暗区位于明区的内侧,染色深,由大淋巴细胞组成。

(2)副皮质区:主要由小淋巴细胞组成。

3. 髓质 着重观察髓窦。窦壁由扁平的内皮细胞围成,核扁,胞质少,紧贴髓索及小梁表面。窦内的星状内皮细胞有突起呈星形,彼此相连,核较大为圆形,着色浅,核仁明显;胞质粉红色。窦内的巨噬细胞较大,呈卵圆形或不规则形;核较小,染色较深;胞质较多,染成红色。有的细胞胞质含吞噬的异物。

§2. 脾脏

取材:动物的脾脏。

染色:HE 染色法。

【肉眼观察】

标本一侧表面粉红色的为被膜,大部分呈红深红色是红髓;其中散在分布的紫蓝色圆形和条索状结构是白髓。

【低倍镜观察】

1. 被膜和小梁 被膜厚,由较厚的致密结缔组织构成。致密结缔组织内可见平滑肌细胞,被膜组织伸入实质形成小梁,其中可有小梁动脉和小梁静脉的断面。

2. 白髓 染成蓝紫色,由密集淋巴组织构成,散在分布,呈圆形或椭圆形。

3. 红髓 分布于白髓之间,由脾索和脾窦构成。脾索染成红色,呈条索状,脾索之间的狭窄空隙为脾窦。

4. 边缘区 位于白髓和红髓交界处,淋巴细胞较白髓稀疏。

【高倍镜观察】

1. 被膜和小梁 被膜的致密结缔组织中含弹性纤维和平滑肌纤维。被膜表面覆盖间皮。实质中有小梁的各种断面,其内有时可见管腔较大的小梁动脉或小梁静脉的断面。

2. 白髓

(1)动脉周围淋巴鞘:是围绕中央动脉周围的弥散淋巴组织。中央动脉管壁的内膜有内皮和内弹性膜。中膜有 1~2 层平滑肌环绕。淋巴组织以小淋巴细胞为主。

(2)脾小结:为脾内淋巴小结,位于动脉周围淋巴鞘的一侧。内有中央动脉分支的断面,常可见生发中心。

3. 红髓

(1)脾窦(血窦):为不规则的腔隙,窦壁内皮细胞附于脾索,呈长杆状,可见它的各种断面,含核的胞体向窦腔内隆起。窦腔内有血细胞。

(2)脾索:位于脾窦之间,为不规则的条索状。主要由索状淋巴组织构成,其内富含各种血细胞、巨噬细胞等。

§3. 胸腺

取材:成人胸腺。

染色：HE 染色法。

【肉眼观察】

标本表面呈浅红色结构为被膜，它伸入胸腺实质形成小叶间隔，将实质分成许多小叶。小叶的周边着深蓝紫色为皮质，中央着色较浅为髓质。

【低倍镜观察】

1. 被膜和小叶间隔　表面有薄层结缔组织为被膜，被膜组织伸入胸腺实质为小叶间隔，将胸腺分成许多大小不等，不完全分隔的小叶。

2. 皮质　位于小叶的周边部分，淋巴细胞多而密集，着色较深。

3. 髓质　位于小叶的中央部分，与皮质无明显界限。其内细胞较少而排列稀松，故着色较浅。由于皮质未完全包裹小叶，相邻小叶的髓质彼此相连。有的髓质内可见大小不一染成粉红色的椭圆形小体，为胸腺小体。

【高倍镜观察】

1. 皮质　位于小叶边缘，细胞排列紧密，故染色较深；主要由大量密集的淋巴细胞（胸腺细胞）和少量的上皮性网状细胞（胸腺上皮细胞）组成，胸腺细胞核染色深，胞质很少，为嗜碱性染色。上皮性网状细胞核较大，呈椭圆形，染色浅，胞质着浅红色。

2. 髓质　位于小叶中央，细胞排列稀疏；主要由较多的髓质上皮细胞和较少的淋巴细胞组成。

3. 胸腺小体　呈椭圆形或不规则形，由多层扁平的胸腺小体上皮细胞呈同心圆排列围成（注意胸腺小体与血管横切面相区别）。小体中央的细胞已退化，核消失，胞质强嗜酸性，或崩解成碎片，结构不清；小体外层的细胞核清楚，呈新月形。

§4. 腭扁桃体

取材：动物腭扁桃体。

染色：HE 染色法。

【肉眼观察】

标本的一侧为紫蓝色此为表面的黏膜上皮，且可见上皮向扁桃体内部凹陷，另一侧为底面，有粉红色的被膜包裹。上皮深面的淋巴组织着深紫色。

【低倍镜观察】

1. 黏膜　由复层扁平上皮和固有层组成。

（1）上皮和隐窝：表面为复层扁平上皮。有的部位上皮向下方结缔组织凹入，形成较深的隐窝。

（2）固有层：位于上皮深面，结缔组织较少，内含黏液腺。在隐窝周围固有层内，有许多淋巴小结和弥散淋巴组织，部分淋巴小结可见生发中心。

2. 被膜　位于扁桃体的底面，由致密结缔组织构成，呈嗜酸性。

（三）病理切片

§1. 恶性淋巴瘤（0045）

【低倍镜观察】

淋巴结正常结构消失，由弥漫增生的瘤细胞所取代。

【高倍镜观察】

肿瘤内均为大小相仿的淋巴组织样瘤细胞，细胞核圆形且染色较淡，比成熟的淋巴细胞大，异型性明显，可见多数核分裂象。

§2. 霍奇金淋巴瘤（混合细胞型）（0048）

【低倍镜观察】

淋巴结正常结构大部分被破坏（尚残留一些淋巴滤泡）。霍奇金淋巴瘤的组织学特征是：多种反应性炎细胞混合浸润的背景中散布着数量不等、形态不一的肿瘤细胞。

【高倍镜观察】

HL肿瘤细胞是一种独特的瘤巨细胞，又称Reed-Sternberg细胞（R-S细胞）。典型的R-S细胞直径15 ～ 45μm，双核或多核，胞浆丰富，核圆或椭圆形；染色质沿核膜聚集呈块状，核膜厚，核内有大的嗜酸性核仁。典型双核R-S细胞又称"镜影细胞"，单核瘤巨细胞又称"霍奇金细胞"。该切片中细胞种类较多，有散在的R-S细胞，该细胞体积大。核大。核仁大，圆形，嗜伊红染色，核仁周围有空晕，有的R-S细胞为多核，此外尚有淋巴细胞，嗜酸性粒细胞及组织细胞等。

四、示　教

（一）网状纤维

取材：狗的淋巴结。

染色：镀银染色法。

【高倍镜观察】

网状纤维较细，呈黑色，分支交织成网。细胞核染色浅，胞质未染色。

（二）毛细血管后微静脉

取材：狗的淋巴结。

染色：HE染色法。

【高倍镜观察】

为与副皮质区，与一般静脉相比，管径略粗，内皮细胞呈立方形或柱状；内皮细胞大，核椭圆形，胞质较多，有时可见正在穿越内皮的淋巴细胞。

（三）电镜照片

1. 脾血窦杆状内皮细胞。

2. 体外培养的树突状细胞。

【复习思考题】

1. 体内参与免疫功能的细胞有哪些？

2. 试述淋巴细胞再循环的过程和意义。

3. 淋巴结的结构及其功能？淋巴小结的结构？

4. 试述胸腺的组织结构及其功能，为什么说它是中枢淋巴器官？

5. 脾脏的结构及其功能？

6. 简述血-胸腺屏障的结构及功能。

7. 简述单核吞噬细胞系统的组成、分布和功能。

8. 试比较淋巴结与脾在结构和功能上的异同点。

9. 霍奇金淋巴瘤和非霍奇金淋巴瘤病变有何异同点？

10. 在你所学过的疾病中，哪些病可出现发热、肝、脾及淋巴肿大？各有何病理变化特征？

11. 解释名词：血-胸腺屏障、淋巴小结、霍奇金淋巴瘤、R-S细胞、镜影细胞。

第十六章　内分泌系统及常见疾病

一、概　　述

内分泌系统是机体的重要调节系统，与神经系统相辅相成，共同调节机体生长发育和各种代谢，维持内环境稳定，并影响行为和控制生殖。内分泌系统由内分泌腺和分布于其他器官的内分泌细胞组成。内分泌腺是人体内一些无输出导管的腺体。内分泌细胞的分泌物称为激素，大多数内分泌细胞分泌的激素通过血液循环作用于远处的特定细胞，少部分内分泌细胞的分泌物可直接作用于邻近的细胞，称旁分泌。每种激素作用于一定器官或器官内某类细胞，称为激素靶器官或靶细胞。靶细胞具有与相应激素相结合的受体，受体与相应激素结合后产生效应。

内分泌系统基本病变包括细胞增生或变性、炎症、肿瘤、血液循环障碍等，这些病变可引起激素分泌的增多或减少，导致相应功能的亢进或减退，并引起靶器官的继发病变。除了原发于内分泌系统的疾病以外，有一些由非内分泌系统疾病引发的内分泌异常，例如肿瘤分泌异位激素产生的副肿瘤综合征、激素受体不敏感引起的疾病（如甲状腺激素抵抗综合征）等，属于广义内分泌疾病范畴。

二、实 验 要 求

1. 掌握甲状腺滤泡的形态，细胞的结构。

2. 掌握肾上腺皮质各带的细胞形态特点及髓质嗜铬细胞的形态特点。

3. 熟悉脑垂体各部的位置及结构特点，掌握脑垂体远侧部各种细胞的形态特点及染色反应特点。

4. 了解甲状旁腺的组织结构。

5. 熟悉甲状腺肿大的病理特点。

6. 了解甲状腺腺瘤的病变特点。

7. 绘图：甲状腺、非毒性甲状腺肿大。

三、实 验 内 容

（一）大体标本

【观察标本】

甲状腺腺瘤（16-001）

肿瘤单发于甲状腺下极，包膜完整，呈圆形或类圆形。肿瘤压迫周围甲状腺，且与周围甲状腺实质明显不同。切面实性，质软，鱼肉样，色棕黄，瘤内可见出血。

（二）组织切片

§1. 甲状腺

取材：狗的甲状腺。

染色：HE 染色法。

【肉眼观察】

标本包括两个腺体甲状腺占大部分，染成粉红色。位于甲状腺的边缘，染成蓝紫色的卵圆形小块为甲状旁腺。

【低倍镜观察】

1. 被膜　包在腺体的表面，薄层粉红色结缔组织。

2. 实质　有许多大小不等的滤泡。滤泡壁为单层上皮细胞，腔内为粉红色均质状胶质。滤泡之间有少量结缔组织和丰富的毛细血管。

【高倍镜观察】

1. 滤泡　由单层立方或矮柱状上皮围成，细胞的高低随功能状况不同而异。细胞核圆形，胞质弱嗜碱性。滤泡腔内充满粉红色的胶质，是一种碘化的甲状腺球蛋白。其周边可见圆形或半圆形空泡。

2. 滤泡旁细胞（C细胞）　位于滤泡壁上皮之间或滤泡之间。细胞体积较大，呈圆形，核大而圆着色浅，胞质染色浅。

§2. 肾上腺

取材：动物肾上腺。

染色：HE染色法。

【肉眼观察】

肾上腺切面呈三角形或半月形，周围着色深的部分为皮质，中央着色浅的部分为髓质。

【低倍镜观察】

辨认皮质的三个带。

1. 被膜　位于表面，由结缔组织组成。染浅红色。

2. 皮质　由于细胞排列不同，由外向内分为三带。三带之间无明显界限。

球状带：位于被膜下，最薄，腺细胞聚集成团状，着色深。

束状带：位于球状带的下方，最厚，腺细胞排列成单行或双行的条索状，细胞染色浅。呈泡沫状（脂滴在制片时溶解所致）。

网状带：位于束状带下方，较薄，细胞着色较深，腺细胞排列成条索状且相互吻合成网。

3. 髓质　位于中央，较薄，与网状带分界常不整齐（动物一般分界很清楚）。髓质细胞被染成黄褐色（固定液内含铬盐，胞质内的颗粒可被铬盐染成黄褐色），故又称嗜铬细胞。细胞排列成索或团状，并相互连接成网，还有管腔较大的中央静脉或其属支。偶尔可见胞体较大的交感神经节细胞。

【高倍镜观察】

1. 皮质

（1）球状带：细胞较小，呈锥形，胞质较少染色较深，核小，染色深。细胞团间有血窦。胞质内空泡小而少。

（2）束状带：细胞较大，为多边形，细胞核圆形较大、着色浅，胞质内含较多脂滴，脂滴在制片时溶解，故呈泡沫状。细胞索间有血窦。

（3）网状带：细胞小，呈不规则形，胞质弱嗜酸性，有些细胞核固缩，染色深。细胞索吻合成网，网孔内有血窦。

2. 髓质

（1）嗜铬细胞：较大，呈多边形，胞质弱嗜碱性内含黄褐色的嗜铬颗粒，细胞核圆形，染色浅，细胞索或团之间有血窦。

（2）交感神经节细胞：胞体大，细胞核圆形，核仁明显的多极神经元，数量少，单个或2～3个成群散在于髓质（大多数切片中无交感神经节细胞）。

（3）中央静脉：管腔大，不规则，管壁厚薄不匀（由于纵行平滑肌多成束排列所致）。

3. 脑垂体

取材：人的脑垂体。

染色：HE 染色法。

【肉眼观察】

标本为椭圆形，面积大而染色深的区域为远侧部，占脑垂体的大部分；染色较浅的为神经部。两者之间有狭窄部分为中间部。一般标本上结节部和漏斗部看不见。

【低倍镜观察】

外有薄层结缔组织被膜，分辨远侧部、神经部和中间部的位置。

1. 远侧部　腺细胞密集排列成团索状，少数围成小滤泡，细胞间有丰富的血窦和少量的结缔组织，细胞的形态和染色不同。

2. 神经部　染色浅，细胞成分较少。主要是无髓神经纤维。

3. 中间部　位于远侧部与神经部交界区域。特点是腺细胞排列成大小不同的滤泡，滤泡腔内含有红色或灰蓝色胶质。

【高倍镜观察】

1. 远侧部　根据胞质的染色，分为三种腺细胞。

（1）嗜酸性细胞：数量较多，多分布于后外侧部。胞体较大，呈圆形或多边形，细胞界限明显，胞质强嗜酸性。细胞核圆形，被染成浅紫色。

（2）嗜碱性细胞：数量较少，多分布在中心或头侧，细胞体积较大，呈椭圆形或多边形，细胞界限不清楚，胞质强嗜碱性。细胞核圆形，染色浅。

（3）嫌色细胞：数量最多，分散或成群分布。细胞最小，呈圆形或多边形，由于胞质少且染色很浅，故细胞界限不明显。

2. 神经部　主要是有大量浅紫色的无髓神经纤维和垂体细胞组成，垂体细胞散在，大小不一，形态不规则，有的胞质内含黄色或棕黄色的色素颗粒；核卵圆形；还可见大小不一、圆形或椭圆形浅红色的均质状小块，即赫令体（Herring body）；有丰富的血窦。

3. 中间部　由单层立方形细胞围成滤泡，腔内有红色或灰蓝色的胶质。滤泡周围有嫌色细胞和嗜碱性细胞。

§3. 甲状旁腺

取材：狗的甲状旁腺。

染色：HE 染色法。

【肉眼观察】

甲状腺边缘一蓝紫色的卵圆形小块。

【低倍镜观察】

1. 被膜　由薄层粉红色结缔组织组成。

2. 实质　腺细胞密集排列成条索或团状，偶尔围成小滤泡；其间有少量结缔组织和丰富的毛细血管。

【高倍镜观察】

1. 细胞　数量多。细胞体积小，呈多边形或圆形，细胞界限不清楚。细胞质着色浅，细胞核圆形，位于中央。

2. 嗜酸性细胞　数量少，单个或成群分布于主细胞之间，胞体较大，核染色深，胞质嗜酸性（根据动物种类不同而异，狗的甲状旁腺内无嗜酸性细胞）。

（三）病理切片

§1. 非毒性甲状腺肿大

【肉眼观察】

组织中可见多量嗜酸性均质大小不等的泡状结构。

【低倍镜观察】

部分滤泡上皮呈柱状或乳头样增生，小滤泡形成；部分滤泡腔高度扩大，上皮复旧或萎缩，胶质贮积；间质纤维组织增生、间隔包绕形成大小不一的结节状病灶。

§2. 甲状腺腺瘤

甲状腺腺瘤组织学分为单纯型、胶样型、胎儿型、胚胎型、嗜酸细胞型和非典型甲状腺腺瘤（单纯型）腺瘤。单纯型腺瘤包膜完整，肿瘤细胞形成与正常甲状腺相似的滤泡，大小较一致、排列拥挤、内含胶质。

四、示　　教

（一）滤泡旁细胞

取材：狗的甲状腺。

染色：HE 染色法。

【高倍镜观察】

位于滤泡壁上皮之间或滤泡之间。细胞体积较大，呈圆形，核大而圆着色浅，胞质染色浅。

（二）电镜照片

肾上腺髓质细胞、脑垂体远侧部细胞、神经垂体。

【复习思考题】

1. 简述甲状腺滤泡的光镜结构和功能。
2. 简述肾上腺皮质束状带的光镜结构和功能。
3. 简述垂体门脉系统的结构和功能。
4. 试述垂体远侧部和神经部的光镜结构。
5. 甲状旁腺的镜下结构特点？
6. 结合本章学过的知识，谈谈内分泌腺分泌激素异常会导致哪些疾病？
7. 解释名词：甲亢、非毒性甲状腺肿。

第十七章　循环系统及常见疾病

一、概　述

循环系统是封闭的管道系统，分布于人体各部，包括心血管系统和淋巴系统。心血管系统由心脏、动脉、毛细血管和静脉组成，血液在其中循环流动。

心脏主要由心肌构成，是连接动、静脉的枢纽和心血管系统的"动力泵"，且具有内分泌功能。心内部被心间隔分为互不相通的左、右两半，每半又各分为心房和心室，故心有4个腔：左心房、左心室、右心房和右心室。同侧心房和心室借房室口相通。心房接受静脉，心室发出动脉。在房室口和动脉口处均有瓣膜，它们颇似泵的阀门，可顺流而开启，逆流而关闭，保证血液定向流动。

动脉是运送血液离心的管道。动脉管壁较厚，分3层：内膜菲薄，腔面为一层内皮细胞，能减少血流阻力；中膜较厚，含平滑肌、弹性纤维和胶原纤维，大动脉以弹性纤维为主，中动脉、小动脉以平滑肌为主；外膜由疏松结缔组织构成，含胶原纤维和弹性纤维，可防止血管过度扩张。动脉壁结构与其功能密切相关。大动脉中膜弹性纤维丰富，有较大的弹性，心室射血时，管壁被动扩张；心室舒张时，管壁弹性回缩，推动血液继续向前流动。中、小动脉，特别是小动脉中膜平滑肌可在神经体液调节下收缩或舒张以改变管腔大小，从而影响局部血流量和血流阻力。动脉在行程中不断分支，越分越细，最后形成为毛细血管。

毛细血管，毛细血管是连接动、静脉末梢间的管道，管径一般为6～8μm，管壁主要由一层内皮细胞和基膜构成。毛细血管彼此吻合成网，除软骨、角膜、晶状体、毛发、牙釉质和被覆上皮外，遍布全身各处。毛细血管数量多，管壁薄，通透性大，管内血流缓慢，是血液与组织液进行物质交换的场所。

静脉静脉是运送血液回心的血管。小静脉由毛细血管汇合而成，在向心回流过程中不断接受属支，逐渐汇合成中静脉、大静脉，最后注入心房。静脉管壁也可以分内膜、中膜和外膜3层，但其界线常不明显。与相应的动脉比较，静脉管壁薄，管腔大，弹性小，血容量较大。

循环系统的主要功能是物质运输，即将消化系统吸收的营养物质和肺吸收的氧运送到全身器官的组织和细胞，同时将组织和细胞的代谢产物及二氧化碳运送到肾、肺、皮肤，排出体外，以保证身体新陈代谢的不断进行。内分泌器官和分散在体内各处的内分泌细胞所分泌的激素以及生物活性物质亦由循环系统输送，作用于相应的靶器官，以实现体液调节。此外，循环系统对维持人体内环境理化特性的相对稳定以及实现防卫功能等均有重要作用。

循环系统尚有内分泌功能。心肌细胞、血管平滑肌和内皮细胞可产生和分泌心钠素、肾素、血管紧张素等多种生物活性物质参与机体多种功能的调节。

心血管系统疾病是严重危害人类健康和生命的一大组疾病。本章主要介绍几种比较常见的心脏和动脉疾病，包括：动脉粥样硬化、高血压、风湿病、感染性心内膜炎。

动脉粥样硬化由血脂在大中动脉为主的血管壁内膜下沉积所引起的一种动脉硬化性疾病。主要的病变特点为粥样斑块的形成，管壁增厚、变硬、弹性下降以及管腔狭窄，并形成斑块破裂，斑块内血肿，动脉瘤等继发性病变。

高血压是一类体循环动脉压水平持续升高［成年人收缩压≥140mmHg（18.4 kPa）和（或）舒张压≥90mmHg（12.0 kPa）］为主要表现的疾病，分为良性高血压和恶性高血压两种类型。其中，良性高血压按照病变的进程分为功能紊乱期、动脉病变期、内脏病变期三期。长期慢性高血压会引起心脏、肾脏、脑等重要器官的器质性改变，形成高血压性心脏病、原发性颗粒性固缩肾、脑出血等继发性改变。

风湿病是一种 A 组 β 型溶血性链球菌感染有关的变态反应性疾病。病变呈急性或慢性结缔组织炎症，常累及心脏和关节，也可侵犯皮下、浆膜、脑等，尤其以心脏损伤危害最大。基本病理变化包括三个阶段：变质渗出期、肉芽肿期、纤维化期。风湿病累及心脏，可以表现为风湿性心内膜炎、风湿性心肌炎和风湿性心外膜炎，若累及心脏全层则为风湿性全心炎。

感染性心内膜炎是由各种病原微生物直接感染心内膜，特别是心瓣膜引起的疾病。感染性心内膜炎分为急性和亚急性两种。前者起病急，症状重。细菌侵犯心瓣膜后，形成由脓性渗出物、血栓和大量细菌菌落混合成的赘生物。后者较前者多见，病程较长，最常侵犯已有病变的瓣膜。

二、实　验　要　求

1. 掌握大、中、小动脉的管壁组织结构。

2. 比较动、静脉的组织结构区别。

3. 掌握心脏壁的组织结构，了解心瓣膜的组织结构特点。

4. 掌握毛细血管管壁的组织结构。

5. 掌握风湿性心脏病的病理变化。

6. 掌握高血压病的各期病变。

7. 掌握动脉粥样硬化症的基本病变。

8. 掌握慢性心瓣膜病对血流动力学的影响。

9. 掌握冠心病的类型、病变及后果。

10. 了解克山病的病变特点。

11. 绘图：中动脉、中静脉、动脉粥样硬化、风湿性心肌炎。

三、实　验　内　容

（一）大体标本

【观察方法】

正常心脏的大小约如本人的右拳；重量：成年男性 270g，女性 240g；左心室壁厚 0.8～1.0cm，右心室壁厚 0.2～0.3cm。正常二尖瓣口可通过二指，三尖瓣口可通过三指。观察心脏标本应注意：

（1）心脏大小是否正常。萎缩的心脏体积缩小，心冠状动脉弯曲如蛇行状，心尖较锐利；肥大的心脏体积增大，全心增大时外观呈球形，心壁增厚，重量增加。

（2）注意分清左、右心。正常情况下心尖向着左前方，左心室壁厚，右心室壁薄。如果已经暴露大动脉，则主动脉瓣的窦内有冠状血管的开口，相连的心腔为左心。

（3）心包有无粘连，心外膜是否光滑，有无渗出物。

（4）心肌的厚度、颜色，有无梗死和瘢痕。

（5）心瓣膜是否菲薄透明，有无赘生物，瓣膜有无增厚、缩短、粘连，腱索有无增粗及粘连。

（6）心腔有无扩张，可根据心脏形状，乳头肌及肉柱的情况来分析各心腔有无扩张。例如左心室高度扩张，心尖异常钝圆，乳头肌及肉柱扁平。

（7）冠状动脉口有无狭窄，冠状动脉内膜是否光滑，有无增厚及斑块，腔内有无血栓。

【观察方法】

1. 风湿性心脏病

（1）风湿性全心炎（5-001）

二尖瓣肿胀增厚，闭锁缘处可见由风湿病变所导致的变性坏死（淡灰红色）；左、右心房及心室均扩张；心外膜表面被覆一层灰褐色渗出物，表面粗糙不平，如粗绒毛状，其中灰褐色斑点为出血灶。

（2）纤维素性心包炎（又称绒毛心）（5-002）

心脏体积增大，心尖钝圆，心外膜表面被覆一层灰黄色渗出物，粗糙不平，如粗绒状，其中黑褐色斑点为出血灶。

（3）风湿性心脏病（5-004、5-005、5-006）

心脏体积增大，左右心室均明显扩大。

（4）风湿性心脏病合并二尖瓣狭窄及关闭不全（5-0001）

风湿性心内膜炎病变早期，受累瓣膜肿胀，出现黏液变性和纤维素样坏死，病变瓣膜表面，尤其闭锁缘上形成灰白色透明赘生物，黏附牢固，不易脱落。由于病变反复发作，后期纤维增生，引起瓣膜显著增厚、变形、变硬、无弹性，瓣叶互相粘连，腱索增粗变短，乳头肌增粗。最终致使瓣膜口狭窄和关闭不全；左心室、左心房扩张。

2. 亚急性细菌性心内膜炎（5-003）

亚急性感染性心内膜炎主要由毒力相对较弱的草绿色链球菌引起，常侵犯已有病变的二尖瓣和主动脉瓣。标本所见主动脉瓣膜上附着大量灰黄色表面高低不平的赘生物，质软易脱落，主动脉瓣已完全被赘生物所掩盖，瓣膜被破坏，几乎穿孔。二尖瓣增厚，灰白色，腱索变粗，乳头肌顶部灰白色，增厚（这些改变系风湿性病变的后果）。

3. 高血压病

（1）高血压性心脏病（5-007、5-008）

原发性高血压以细小动脉硬化为基本病变。因血压持续增高，外周阻力增大，心肌负荷加重，左心室代偿性肥大。左室肌壁增厚达 1.5～2.0cm，乳头肌、肉柱也增粗，瓣膜和腱索正常，左心室心腔相对缩小，称为向心性肥大。左心失代偿时心腔扩大，称为离心性肥大。此标本心脏体积增大，重量增加（500g），左心室增厚（1.7cm），心脏无明显扩张，右心房及右心室显著扩张。

（2）高血压性肾脏病（5-009）

高血压时，由于肾脏入球动脉玻璃样变和肌型小动脉硬化，管壁增厚，管腔狭窄，引起病灶区肾小球缺血发生纤维化或玻璃样变，相应肾小球代偿性肥大，相应肾小管代偿性扩张。肾脏体积缩小，重量减轻，颜色苍白，质地坚韧（固缩肾），包膜已剥离，肾表面呈较均匀的细颗粒状。切面肾实质变薄，肾盂周围脂肪多，皮髓质分界不清，肾实质中的小孔为硬化的小血管断面，称之为原发性颗粒性固缩肾。

（3）高血压脑出血（5-0003）

高血压内脏病变期，脑细小动脉硬化使血管壁变脆，弹性下降，有时局部膨出形成微动脉瘤，当血压突然升高时，可造成脑血管或动脉瘤破裂出血。出血常呈大片状，区域脑组织完全破坏，形成充满血液和坏死组织的囊性病灶；出血范围扩大时，可破入侧脑室。脑出血是高血压最严重的并发症，多见于基底节和内囊，其次为大脑白质、脑桥和小脑。

4. 动脉粥样硬化症

（1）主动脉粥样硬化（脂质条纹期）（5-010）

动脉粥样硬化主要累及大中型动脉，表现为动脉内膜脂质沉积、纤维化以及内膜深部粥样斑块形成，动脉壁变硬，管腔狭窄。脂纹病变为 AS 最早病变，呈点状或条纹状黄色病灶。随着大量胶原纤维和细胞外基质沉积于病灶表面，主动脉内膜面形成散在隆起的不规则的浅黄或瓷白色的斑块，称为纤维斑块。纤维斑块深部细胞坏死，粥样斑块形成，亦称粥瘤，表现为内膜面隆起的灰黄色斑块，部分病灶可坏死脱落形成溃疡。此标本为部分主动脉，管壁内膜表面见灰黄色斑块状或条纹状病灶，病变略向表面凸起，多数分布在肋间动脉分支的开口周围。

（2）主动脉粥样硬化（5-011、5-013）

标本为腹主动脉及其主要分支，主动脉内膜表面有多数灰黄色及白色斑块条索，致使内膜粗糙不平，这种斑块在血管分支处最明显，腰间动脉开口处的斑块形成，致使血管腔狭窄，有的斑块破溃形成溃疡。

（3）主动脉粥样硬化（粥样斑块期）（5-012）

腹主动脉的内膜面有散在灰黄色斑块，这些斑块高出内膜表面，界限清楚，有的斑块在动脉分支的开口部，有的斑块破溃，表面粗糙不平。

5. 心肌梗死（5-0004）

冠状动脉供血中断引起供血区持续缺血而导致的较大范围心肌缺血性坏死，多属贫血性梗死。梗死灶最初为苍白色，后转为土黄色，形状不规则；约 3～4 天后，边缘出现充血出血带；7 天后，肉芽组织从周边向梗死灶内生长，使之呈现红色。3 周后，肉芽组织机化，瘢痕形成，呈灰白色。

6. 先天性疾病

（1）房间隔缺损（5-014）

从右心房间隔的卵圆孔区的前部有一个黄豆大的卵圆形的缺损区，边缘整齐，右心房和右心室高度扩张和肥大。

（2）室间隔缺损（5-015）

从左心室可见室间隔膜部，有一绿豆大的缺损区，边缘整齐，左右心室均有高度肥大和扩张。

（二）组织切片

§1. 中动脉和中静脉

取材：动物中等动脉和中等静脉。

染色：HE 染色法。

【肉眼观察】

标本中有两个较大的血管横切面。管壁较厚，管腔较小而圆是中等动脉。管壁较薄，管腔较大而不规则的是中等静脉。

§1.1 中动脉

【低倍镜观察】

管壁分三层，界限清楚。由管腔面向外观察。

1. 内膜 很薄，以一层亮红色波浪状的内弹性膜与中膜分界。

2. 中膜 最厚，主要由环行平滑肌组成。

3. 外膜 厚度近似中膜，着色较浅，主要由结缔组织组成。外膜与中膜交界处有外弹性膜。

【高倍镜观察】

1. 内膜 由内皮、内皮下层和内弹性膜构成。

（1）内皮：一层内皮细胞核排列在腔面，并突向管腔，胞质不清楚。

（2）内皮下层：位于内皮下方，由于内皮下层的结缔组织很薄，看似内皮与波浪状的内弹性膜直接相贴。

（3）内弹性膜：呈波浪状（血管收缩所致），红色、折光性强，厚度也较均一。

2. 中膜 最厚。主要由几十层环行排列的平滑肌纤维构成，核呈杆状或椭圆形。肌纤维之间有少量弹性纤维和胶原纤维。

3. 外膜 与中膜一样厚，由结缔组织构成。在肌组织与结缔组织交界处有许多纵行的弹性纤维，在标本上多为横切，染色较淡，为外弹性膜。外膜的结缔组织中所含纤维多为纵行，可见营养小血管和神经的断面。

§1.2 中静脉

【低倍镜观察】

注意与中动脉相区别。

1. 内膜 很薄，由于内弹性膜不明显，故与中膜分界不清。内皮细胞核突向管腔。

2. 中膜 较薄，主要由稀疏的环行平滑肌束组成，肌束间有结缔组织。

3. 外膜 比中膜厚，由结缔组织组成，无外弹性膜，有时含成束纵行平滑肌的横切面，还有营养小血管的横断面。

【高倍镜观察】

1. 内膜 分为三层。内皮：内皮细胞核呈扁圆形突向管腔。内皮下层：为少量结缔组织。内弹性膜：不明显。

2. 中膜 主要为3~5层环行平滑肌。

3. 外膜 无外弹性膜。近中膜处有时见纵行平滑肌的横断面。此外，可见胶原纤维、弹性纤维。

§2. 大动脉

取材：动物的主动脉。

染色：HE染色法。

【肉眼观察】

管壁厚，凹面为腔面，凸面为外膜面。

【低倍镜观察】

可分为三层，但分界不如中动脉明显。

1. 内膜 最薄，由内皮和内皮下层构成。内皮下层较厚，内弹性膜与中膜的弹性膜相连，故与中膜分界不明显。

2. 中膜　最厚，主要由数十层环行排列的弹性膜组成，在标本上为红色发亮呈波纹状走行，在弹性膜之间夹有平滑肌纤维和胶原纤维。

3. 外膜　较厚，主要由结缔组织构成，其中有小血管和神经，外弹性膜不明显。

【高倍镜观察】

1. 内膜　分为三层。

（1）内皮：仅见核突向管腔。

（2）内皮下层：比中动脉的内皮下层厚，含胶原纤维、弹性纤维及平滑肌纤维。

（3）内弹性膜：有数层，与中膜的弹性膜相连，故与中膜无明显的界限。

2. 中膜　可见 40～70 层平行排列的弹性膜，呈波浪形，着粉红色，折光性强。其间夹有长梭行的平滑肌纤维。

3. 外膜　外弹性膜与中膜分界不明显，结缔组织中含营养血管和神经的断面。

§3. 心脏

取材：动物的心脏。

染色：HE 染色法。

【肉眼观察】

壁薄部为心房，壁厚部为心室；二者交界处可见染色浅淡的条状结构为心瓣膜，表明该方位是心腔面。

【低倍镜观察】

分出心内膜、心肌膜和心外膜。心内膜最薄，淡红色。表面为内皮；内皮下层为很薄的结缔组织。在心室壁可见较厚的心内膜下层，含浅染的浦肯野纤维。心肌膜由心肌组成，心室壁厚于心房壁，可见各种切面的心肌纤维束，其间有少量结缔组织和丰富的毛细血管。心外膜较心内膜厚，由疏松结缔组织及间皮构成（浆膜），其中可见小血管、神经和脂肪组织。心瓣膜为心内膜向心腔内折叠并突出的部分，结构类似心内膜，表面为内皮，中间为致密结缔组织。

【高倍镜观察】

1. 心内膜　分为二层。

（1）内皮层：为单层扁平上皮，胞核呈扁圆形。

（2）内皮下层：由结缔组织构成，内层为细密的结缔组织。

（3）心内膜下层：由疏松结缔组织组成，有的部位含浦肯野纤维，浦肯野纤维直径较一般心肌纤维粗，肌浆丰富，呈粉红色，染色浅，胞核 1～2 个，居中，横纹不明显。

2. 心肌膜　最厚，占心壁的绝大部分。由心肌纤维构成，由于肌纤维呈螺旋状排列，故可见纵、横、斜等各种切面。其间有丰富的毛细血管和少量的结缔组织。

3. 心外膜为浆膜（即心包脏层）　薄层疏松结缔组织构成，其中含血管、神经纤维和脂肪组织。疏松结缔组织的外表面的覆有一层间皮。

§4. 小动、静脉

取材：动物的小动静脉。

染色：HE 染色法。

【肉眼观察】

可见两条红染的相伴行的血管横切面，即小动脉和小静脉。小动脉管壁厚，管腔小而圆；小静脉管壁薄，塌陷，管腔大而不规则，常有许多血细胞。

§4.1 小动脉

【镜下观察】

1. 内膜 内皮的核突向管腔内，平滑肌收缩所致。内弹性膜明显紧贴内皮（较小的小动脉，内弹性膜薄而不明显）。

2. 中膜 主要由数层环行排列的平滑肌组成。

3. 外膜 由结缔组织构成，与周围结缔组织相连续无明显分界，无外弹性膜。

§4.2 小静脉

【镜下观察】

1. 内膜 很薄，仅见一层内皮，内皮下层不明显。

2. 中膜 1～2 层平滑肌纤维或无平滑肌纤维。

3. 外膜 薄，与周围结缔组织不易区别。

§5. 微动脉、微静脉

取材：大白鼠肠系膜。

染色：HE 染色法。

【肉眼观察】

为一淡红色不规则的薄膜，其上可见着色较深、粗细不等的分枝交叉而成的细网，这就是存在于肠系膜内的小或微动静脉。

【低倍镜观察】

有粗细不等的微血管及毛细血管网。

1. 微动脉 管径比小动脉小，内膜无内弹性膜，中膜由 1～2 层平滑肌纤维组成。

2. 微静脉 与同行微动脉相比，管壁较薄，管腔不规则，内皮外侧的平滑肌纤维或有或无。

(三) 病理切片

§1. 风湿性心肌炎（0073）

【肉眼观察】

组织致密，为实质性脏器。

【低倍镜观察】

心肌间质水肿，疏松，间质内散在呈梭形的风湿小体，主要分布于小血管附近。

【高倍镜观察】

风湿小体处胶原纤维肿胀，纤维素样变性，其外围有风湿细胞和少量淋巴细胞，单核细胞及成纤维细胞。风湿细胞体积大，圆形或多边形，胞浆丰富，略嗜碱性，核大、核膜清楚，染色质在胞核中央呈块状集聚，似枭眼，故称为枭眼细胞。心肌细胞肿胀，横纹不清，心外膜水肿，充血及淋巴细胞浸润。

§2. 亚急性细菌性心内膜炎（0075）

【肉眼观察】

切片为二尖瓣膜，瓣膜的末端增大，有红染的赘生物附着。

【低倍镜观察】

瓣膜末端一侧表面（心房面）附着血栓性赘生物，其内可见血小板小梁、纤维素、少量红细胞和白细胞，表面紫蓝色团块，为细菌团，赘生物的根部有肉芽组织增生，及大量单核细胞和淋巴细胞等炎性细胞浸润，瓣膜内有胶原结缔组织增生和小血管增生（正常瓣膜无小血管），致使瓣膜增厚变形。

§3. 高血压性（细小动脉硬化性）固缩肾（白 48）

【低倍镜观察】

肾皮质中见入球动脉、出球动脉和小叶间动脉管壁增厚，管腔变小，入球或出球动脉的内膜下因血浆蛋白渗入而呈均匀红染无结构的玻璃样物质，小叶间动脉内膜纤维组织增生，导致内膜增厚。少量肾小球萎缩、纤维化和玻璃样变性，其所属的肾小管萎缩，间质结缔组织增生及淋巴细胞浸润。部分肾小球代偿性肥大，其所属肾小管代偿性扩张，扩张的肾小管中有均匀红染的蛋白管型。

§4. 主动脉粥样硬化（0072）

【肉眼观察】

主动脉着色淡的部位为增厚的内膜。

【低倍镜观察】

动脉内膜区域性增厚，为粥样斑块。斑块表面由大量纤维组织构成，部分纤维玻璃样变明显，称为纤维帽。纤维帽下为大量无定形坏死物质、胆固醇结晶（针状空隙）和钙盐（淡蓝色粗大颗粒）。

【高倍镜观察】

斑块深部有大量梭形或针状空隙，为胆固醇结晶（原有脂肪性物质及胆固醇在制片过程中被溶解，局部残留的空隙）。空隙之间可见浅红染微尘状粥样物（此系粥样斑块中央因营养不良而发生变性坏死崩解，崩解物与脂质混合成粥糜样物质）。

§5. 冠状动脉粥样硬化（0072）

【肉眼观察】

切片为冠状动脉的横断面，见一侧内膜呈半月形增厚（此处染色浅淡），致管腔狭窄。

【低倍镜观察】

见增厚的冠状动脉内膜表层为透明变性的结缔组织，内膜深部的粥样物质中有胆固醇结晶溶解后遗留的树叶状空隙和少量钙盐沉着。部分中膜因受压而萎缩，该处略薄。

四、示 教

（一）浦肯野纤维

取材：动物心脏。
染色：HE 染色法。

【低倍镜观察】

心内膜下层可见粗大、呈浅粉色的肌纤维称浦肯野纤维。浦肯野纤维较普通心肌纤维粗大，且肌浆丰富，肌纤维内有成对的细胞核。

【高倍镜观察】

可见浦肯野纤维内含有少量染色较红的肌原纤维，多分布在肌纤维的周边。肌原纤维上可见明暗相间的横纹，在肌原纤维之间肌浆丰富着色浅。

（二）毛细血管铺片

取材：肠系膜铺片。

染色：HE 染色法。

【肉眼观察】

在浅红色的铺片中，有染成紫红色粗细不等、有分支的条纹，即为小动、静脉及毛细血管网。

【低倍镜观察】

选择较薄的部位，可见粗细不等的血管，小动脉管壁较厚，管壁上有许多排列较密，且与血管长轴相垂直的杆状的平滑肌细胞核，有些呈长椭圆形与血管长轴平行排列，染色较深的为内皮细胞核。

【高倍镜观察】

观察毛细血管的结构，腔内常见红细胞。

（三）电镜照片

1. 连续毛细血管 内皮细胞连续、紧密连接、胞质内吞饮小泡、基膜完整。

2. 有孔毛细血管 内皮细胞、胞质上有孔、孔上有隔膜、基膜连续、吞饮小泡。

3. 血窦 内皮细胞间有较大间隙，内皮外基膜不连续或缺如。

4. 毛细血管 分支吻合成网，管径很细，只能通过一个红细胞，只见一层与管径平行排列的内皮细胞核。

五、病 例 讨 论

病例一

【病史摘要】

患者，男性，26 岁。因心悸、气促明显发作 10 余天，突然神志不清伴右侧肢体瘫痪 1 天入院。患者近四五年来劳动后偶而感觉心悸气促，但休息后即好转。1 个多月前因龋齿到诊所拔牙，术后当晚自觉不适，并有发热，服药后退热。近 10 天来，心悸、气促加剧，入院当日突然神志不清，右侧肢体不能活动，急诊入院。既往史：幼年时经常咽痛、发热，并有肢体关节肿痛史。体格检查：入院后神志已清醒，但右侧肢体仍旧瘫痪，肌张力增强，口唇略发绀不能平卧，呼吸 28 次/min，心率 140 次/min，体温 38.5℃，血压 16.5/11.5kPa，心界向左右侧扩大，主动脉瓣区可闻及收缩期及舒张期杂音。双肺底部闻及湿性啰音。肝肋下 3.0cm，脾于左肋下可触及。实验室检查：外周血白细胞 $15.0×10^9$/L，其中中性粒细胞0.86；尿常规，蛋白（+），红细胞（+）。入院后经治疗，症状未见明显好转。入院第 10 天，于夜间大便时呼吸困难突然加剧，明显发绀，抢救无效，心跳、呼吸停止死亡。

【尸检摘要】

心脏体积增大，重量420g，各心腔扩大，左心室肌壁增厚（1.4cm），主动脉瓣增厚、粘连，其心室面见息肉状污秽赘生物，约花生米大小，表面粗糙不平双肺淤血水肿，肝脏重1800g，切面褐黄相间似槟榔样。脾脏重300g，切面见三角形梗死灶。左肾上腺皮质区包膜下见灰白色梗死灶。大脑冠状切面见左侧顶叶中央前回有一 4.0cm×3.0cm 大小的灰白色、质松软的病灶（软化灶）。

【讨论】

1. 死者生前患有哪些疾病？死因是什么？

2. 其临床表现的病理改变基础是什么？

3. 如何防止此病的发生、发展和不良结局?

病例二

【病史摘要】

患者，男性，53岁，干部。因心前区疼痛6年，加重伴呼吸困难10小时入院。入院前6年感心前区疼痛，为膨胀性伴压迫感，多于劳累、饭后发作，每次持续3～5min，休息后减轻。入院前2月，心前区疼痛逐渐频繁，且休息时也发作，入院前10小时，于睡眠中突感心前区剧痛，并向左肩部、臂部放射，且伴大汗，呼吸困难，咳出少量粉红色泡沫状痰液，急诊入院。体格检查：体温37.8℃，心率130次/min，血压10.7/5.3kPa。呼吸急促，口唇及甲床发绀，皮肤湿冷，颈静脉略充盈。双肺底部可闻及湿啰音。心界向左扩大，心音弱。实验室检查：外周血白细胞$20.0×10^9$/L，中性粒细胞0.89；尿蛋白（＋）；血中尿素氮30.0mmol/L，CO_2结合力16.0 mmol/L，入院后经治疗无好转，于次日死亡。

【尸检摘要】

主动脉有散在灰黄色或灰白色斑块隆起，部分有钙化、出血，腹主动脉的斑块有溃疡形成。脑底动脉管壁呈偏心性增厚变硬，管腔狭窄。冠状动脉：左冠状动脉主干壁增厚，管腔Ⅲ度狭窄；前降支从起始处至2.5cm处管壁增厚管腔Ⅱ～Ⅳ度狭窄；左旋支管腔Ⅱ～Ⅲ度狭窄；右冠状动脉距起始部0.5～5cm管壁增厚，腔Ⅲ～Ⅳ度狭窄；室间隔大部，左心室前壁、侧壁，心尖部，右室前壁内侧心肌变软、变薄，失去光泽，镜下有不同程度的心肌坏死，右室后壁亦有多个灶性坏死区。肝900g，表面弥漫分布着细小颗粒，切面黄褐相间，似槟榔样，右肺600g，左肺550g，双肺弥散性曲菌感染伴，脓肿形成，左胸腔积液400ml，四肢末端凹陷性水肿。

【讨论】

1. 本病例的主要疾病是什么? 死因是什么?

2. 患者临床症状及体征的病理改变基础是什么?

【复习思考题】

1. 从形态、结构和分布来说明，为什么说毛细血管是血液和组织、细胞之间进行物质交换的重要部分?

2. 联系功能说明大、中、小动脉的结构特点。

3. 心壁的组织结构、心内膜及心外膜结构有何区别?

4. 心脏传导系统由哪几部分组成? 起搏细胞、移行细胞、浦肯野纤维的分布及其结构特点有哪些?

5. 心肌梗死是怎样发生的? 心肌梗死的后果如何?

6. 高血压病第三期器官的继发病变所引起的各脏器形态改变、发生原因及临床表现。

7. 风湿性心内膜炎与亚急性细菌性心内膜炎的病变形态特点及后果有何不同? 后者与前者有何关系?

8. 通过观察（风湿性等病变）标本的二尖瓣形态改变，说明瓣膜的机能会发生哪些变化? 能引起那些临床症状及后果?

9. 在你所学过的疾病中，哪些主要累及左心?请写出这些疾病的名称，并简述各自的主要病变特点。

10. 解释名词：微循环、风湿小体、高血压病、粥瘤、动脉瘤。

第十八章 呼吸系统及常见疾病

一、概　述

呼吸系统是机体执行气体交换器官的总称。呼吸系统主要功能是完成机体内与外界气体交换，呼出机体产生的二氧化碳，吸进氧气。呼吸系统包括鼻、咽、喉、气管、支气管和肺等器官。从鼻腔到肺内的终末细支气管，主要完成气体的传导，为导气部，无气体交换功能，但具有保持气道畅通和净化吸入空气的重要作用。从肺内呼吸性细支气管开始直至终末端的肺泡，是气体交换的部位，为呼吸部。此外，肺还参与机体多种物质的合成和代谢功能。

肺是最主要的呼吸器官，它位于胸腔内，左、右各一个，是进行气体交换的场所。肺表面被覆浆膜。肺组织分为实质和间质两部分。间质包括结缔组织及血管、淋巴管、神经等，实质即肺内支气管的各级分支及其终末的大量肺泡。

本节主要介绍呼吸系统常见疾病：肺炎、慢性阻塞性肺病及呼吸系统常见肿瘤。

肺部炎症性疾病以细菌性肺炎最常见，包括大叶性肺炎、小叶性肺炎等。前者主要由肺炎链球菌引起的以肺泡内弥漫性纤维蛋白渗出为主的急性炎症，分为充血水肿、红色肝样变、灰色肝样变、溶解消散四期，常见并发症包括肺肉质变、肺脓肿、脓胸及感染性休克等。小叶性肺炎是以细支气管为中心的灶状化脓性炎症，常见并发症有呼吸功能不全、心力衰竭、脓毒血症、肺脓肿和脓胸等。

慢性阻塞性肺疾病肺实质和小气道受损伤，致慢性气道阻塞、呼气阻力增加以及肺功能不全的一组慢性气道阻塞性疾病。包括慢性支气管炎、肺气肿、支气管哮喘和支气管扩张等。慢性支气管炎是一种由多因素引起的支气管黏膜及其周围组织发生非特异性炎症。肺气肿是由于末梢肺组织（呼吸性细支气管、肺泡管、肺泡囊和肺泡）因含气量过多，同时伴有肺泡间隔破坏以及肺组织弹性减弱，致肺体积增大，功能下降的疾病。支气管扩张症是以肺内小气道管腔持续性扩张伴有气道壁纤维性增厚为特征，常继发化脓性炎症。由慢性肺疾病、肺血管病和胸廓运动障碍性疾病引起的肺动脉压升高会导致右心室壁肥厚、心腔扩大甚至右心衰竭的心脏病，简称肺心病。该病发展缓慢，病理变化以右心室病变为主。

肺癌肉眼根据发生部位不同分为：中央型、周边型和弥漫型三种；组织学类型包括鳞状细胞癌、腺癌、腺鳞癌、小细胞癌、大细胞癌和癌肉瘤；可通过直接蔓延及淋巴道、血道转移到全身各处。由于肺癌患者的预后不良居多，因此，早发现、早诊断、早治疗对提高肺癌患者的治愈率和生存率相当重要。

鼻咽癌是人体鼻咽部上皮组织发生的恶性肿瘤，好发于鼻咽顶部。组织学类型包括鳞状细胞癌和腺癌。其中，鳞状细胞癌包括分化性鳞癌和未分化性鳞癌，前者又分为角化型和非角化型，后者分为泡状核鳞癌和未分化鳞癌。鼻咽癌既可通过直接蔓延向上破坏颅底骨，又可通过淋巴道和血道转移侵犯其他器官。

二、实　验　要　求

1. 掌握肺的组织结构。

2. 掌握气管和支气管的组织结构。

3. 熟悉嗅黏膜的结构特点。

4. 掌握慢性支气管炎、肺气肿、肺心病的病变及发病机制。

5. 掌握大叶性肺炎和小叶性肺炎的病变及临床病理联系。

6. 掌握硅肺及肺癌、鼻咽癌的病变特点。

7. 绘图：肺、大叶性肺炎、小叶性肺炎。

三、实　验　内　容

（一）大体标本

【观察方法】

（1）注意标本是左肺还是右肺。

（2）肺表面是否光滑，胸膜有无增厚、粘连或渗出物。

（3）切面：正常成年人肺泡肉眼观约针尖大小，整个肺呈海绵状。注意肺脏有无实变，病变的分布、大小、颜色及与支气管的关系，肺结构有无破坏；支气管有无扩张，正常支气管由肺门到肺边缘，由粗逐渐变细，到胸膜时则肉眼不能见；肺门淋巴结的大小及颜色。

（4）成人胸膜下常见均匀分布的黑色炭末，其多少随职业及生活环境而变，不属于病变。

【观察标本】

1. 肺炎

（1）大叶性肺炎（6-0002）

大叶性肺炎是由肺炎球菌引起的以肺泡内弥漫性纤维素渗出为主的炎症。一般发生在单侧肺，下叶多见。典型的大叶性肺炎病变分为充血水肿期、红色肝样变期、灰色肝样变期和溶解消散期。充血水肿期，肺叶肿胀，重量增加，呈暗红色。3~4天后，肺叶质地变实，切面灰红，称为红色肝样变期。之后充血消退，进入灰色肝样变期，肺叶肿大灰黄，干燥粗糙。肺膜表面不光滑，可见灰黄色物质披覆。

（2）融合性支气管肺炎（6-001、6-002）

由化脓菌感染引起的以肺小叶为病变单位的急性化脓性炎症。标本为小孩肺脏，两肺各叶均有大小不等的肺炎实变病灶。在右肺上、中、下三叶均有多数散在的、大小不等的灰黄色实变病灶，直径多在 0.5~1.0cm 左右（相当于肺小叶范围），形状不规则，病灶多围绕细小支气管，有些病灶融合成片。

2. 肺脓肿（6-0001）

当病原菌毒力强或机体抵抗力低下，金黄色葡萄球菌和肺炎链球菌混合感染引起的大叶性肺炎，容易并发肺脓肿。肺脓肿也是小叶性肺炎常见的并发症。肺切面可见一形状不规则的脓肿病灶，脓液已流失，脓肿边缘可见多量残存的坏死组织。

3. 肺气肿合并肺炎（6-003）

肺气肿指呼吸细支气管、肺泡管、肺泡囊、肺泡因肺组织弹性减弱而过度充气，呈永久性扩张，并伴肺泡间隔破坏，使肺容积增大的病理状态，常为慢性支气管炎并发症。标本为小孩双侧肺组织，肺间隙明显可见，体积膨大，边缘变钝圆，表面可见似吹胀的囊泡，颜色较浅，略灰白透明，有透光感，质软（用手摸之有捻发感），有指压痕，切面海绵状，可见灶状灰白色病灶并已互相融合。

4. 支气管扩张症（6-004、6-005、6-006）

支气管扩张症以肺内支气管的持久性扩张为特点，多由支气管及肺组织感染引起支气管壁支撑组织破坏及管腔堵塞造成。标本为左肺下叶切面，大小支气管分支均扩张，有的支气管横切面仍保持原形，有的管壁增厚，颜色灰白，有的支气管末端呈圆形囊状膨大，似黄豆或小蚕豆大小，部分扩张的支气管腔内可见灰黄色脓性渗出物，支气管周围的肺组织有炎症改变。

5. 硅肺

（1）硅肺（6-009）

左侧全肺一个，肺脏弥漫性灰褐色砂砾样石末沉着，并伴广泛的纤维结缔组织增生。

（2）硅肺合并结核（6-010）

胸膜增厚，左肺切面各叶均有米粒至黄豆大的灰白色结节，有的结节相互融合，结节边缘清楚，质地坚硬，在刀切时有砂砾样阻力感，于下叶上部有一约 3.0cm×2.5cm 大的结核空洞，空洞壁较薄，内附有少量坏死物，肺门淋巴结及气管旁淋巴结肿大，内有灰白色之硅结节。

病历摘要：男性，33 岁，矿工，胸痛咳嗽五年，气短两月余。于入院前五年开始有胸痛、咳嗽，并有发热盗汗，长期休养，按结核病治疗，未愈，入院前二月出现下肢水肿、心慌、气短。

体查：胸廓无畸形，呼吸表浅，两肺有散在少量湿性啰音，心界不扩大，心尖区有 2 级收缩期杂音。

临床诊断：肺结核、肺心病、硅肺。

病理解剖所见：除硅肺合并结核外，有右心肥大及扩张，慢性肝淤血，慢性肾淤血。

6. 慢性肺源性心脏病（6-0002）

由慢性肺疾病、肺血管疾病及胸廓运动障碍性疾病引起肺循环阻力增加，肺动脉压力增高，右心室肥厚、扩张为特征的心脏病。肉眼观，右心室高度扩张，乳头肌、肉柱相应变扁。右心室壁厚 0.5～0.8cm。三尖瓣瓣膜平滑，无器质性病变。

7. 肺癌

（1）支气管肺癌（6-017）

右全肺体积约 19.0cm×16.0cm，在下叶尖端有一圆形肿瘤体积 5.0cm×4.3cm，边缘灰白色，中间淡黄色，下叶底部胸膜增厚，形成一个囊腔大小约 6.0cm×2.5cm，腔内有豆腐渣样物。

（2）肺腺癌（6-012）

右肺下叶尖端有一 6.0cm×6.0cm 范围大小的肿瘤且有灰白色坏死区，肺泡大部分纤维化，瘤组织与周围组织界限清楚。

（3）肺鳞癌（6-013）

肺组织一块，于切面的一端见有 11.0cm×10cm 大小的椭圆形肿瘤组织，肿瘤切面灰白色，粗糙。其中央有坏死区，与周围组织有明显分界，肺组织尚正常。

（二）组织切片

§1. 肺

取材：猫肺。

染色：HE 染色法。

【肉眼观察】

切片呈海绵状，可见大小不等的管腔断面，是肺内支气管各级分支和肺动、静脉的断面；许多小泡状结构是肺呼吸部。

【低倍镜观察】

重点观察肺的导气部：包括小支气管、细支气管和终末细支气管。

（1）小支气管：管径粗，管壁厚，三层分界不明显。

黏膜：上皮为假复层纤毛柱状上皮，有杯状细胞，但当管腔由粗变细时，上皮内杯状细胞逐渐变少。固有层薄，黏膜深层与软骨片间有间断的环行平滑肌。

黏膜下层：为疏松结缔组织，含少量混合性腺体。

外膜：结缔组织构成，含有大小不等的片状的透明软骨片，还可见小血管（支气管动、静脉）。在小支气管的一侧，有伴行的肺动脉分支断面，其管壁薄，管腔大。

（2）细支气管：管径较小，管壁较薄。黏膜常形成皱襞突入管腔；上皮为假复层或单层纤毛柱状，环形平滑肌纤维增多，杯状细胞、混合性腺及软骨片很少或消失。

（3）终末细支气管： 管径细，黏膜形成明显皱襞，表面为单层柱状上皮，无杯状细胞、混合性腺及软骨片；环行平滑肌纤维增多。

（4）呼吸性细支气管：管壁上出现少量肺泡开口，故管壁不完整，管壁也很不规则。上皮为单层柱状或单层立方上皮，其深面有少量的结缔组织与环行平滑肌纤维。

（5）肺泡管：管壁上出现大量肺泡开口，仅在肺泡开口之间留有少许管壁结构的管为肺泡管。只存在于相邻肺泡开口之间，呈结节状膨大（在 HE 染色标本呈粉红色）。上皮为单层立方或单层扁平上皮，上皮下有一小束横切的环行平滑肌。

（6）肺泡囊：肺泡囊是许多肺泡的共同开口处的较大囊腔，相邻肺泡开口之间无结节状膨大。

（7）肺泡：切片中所见到的许多半球形小囊泡状结构都是肺泡，肺泡壁很薄，相邻肺泡之间的薄层结缔组织为肺泡隔。

【高倍镜观察】

重点观察呼吸部。

（1）呼吸性细支气管：管壁甚薄，一部分由肺泡围成，上皮为单层立方状，上皮下仅有少量的结缔组织和平滑肌。管壁上有肺泡的开口，开口处单层立方上皮移行为单层扁平上皮。

（2）肺泡管：管壁有许多肺泡开口，相邻肺泡间的肺泡管处呈结节状膨大，其表面有单层立方上皮覆盖，内部有平滑肌。

（3）肺泡囊：为许多肺泡共同围成的囊腔，在相邻肺泡开口处无平滑肌，只有少量结缔组织，切片中看不到结节状膨大。

（4）肺泡：为形态不规则的空泡状结构。肺泡上皮：Ⅰ肺泡上皮为单层扁平上皮，胞质极薄，仅根据突向肺泡腔的扁平细胞核来分辨；Ⅱ肺泡上皮为立方上皮，散在分布，核大而圆，胞质着色浅。肺泡隔：相邻肺泡上皮之间的薄层结缔组织为肺泡隔，内有丰富的毛细血管和尘细胞。肺泡隔和肺泡腔内常有胞质嗜酸性的肺巨噬细胞，吞噬灰尘后称尘细胞，其胞质内含较多的黑色颗粒。

§2. 气管

取材：猫的气管。

染色：HE 染色法。

【肉眼观察】

管壁中呈 C 形染成蓝色的是透明软骨环，软骨环缺口处为气管壁的背侧。

【低倍镜观察】

从腔内向外分辨管壁的三层结构。

1. 黏膜　由上皮和固有层组成。

上皮：为假复层纤毛柱状上皮，夹有杯状细胞。

固有层：由疏松结缔组织构成，可见较多的淋巴细胞，淋巴组织，弹性纤维较多，呈亮红色，还有腺体导管及血管断面。

2. 黏膜下层　由疏松结缔组织组成，与固有层相连但无明显界限，内含较多混合性腺体。

3. 外膜　较厚，由疏松结缔组织为和 C 字形透明软骨环组成，软骨环缺口处有致密结缔组织和交错排列的平滑肌纤维，黏膜下层的腺体可伸至此处。

【高倍镜观察】

1. 上皮　假复层纤毛柱状上皮杯状细胞较多，由于胞质内的粘原颗粒在制片过程中被溶解，胞质染色浅，呈透明状。组成上皮的细胞高矮不一，因此细胞核不在一个平面上，似有多层。

2. 黏膜下层　为疏松结缔组织，内有较多的小血管、淋巴管和腺体，深红色为浆液腺，粉红色为黏液腺。

3. 透明软骨环　呈 C 形，染成蓝色。软骨周边部：细胞体积小，呈扁圆形，散在分布。近中央，体积渐大，细胞成群分布，形成同源细胞群。

§3. 喉

取材：人的喉。

染色：HE 染色法。

【肉眼观察】

喉黏膜表面凸凹不平，表面凹陷形成喉室，喉室上下黏膜形成皱襞下缘突起染色较浅，为声襞；上缘染色较深的是室襞。

【低倍镜观察】

1. 室襞　上皮为假复层纤毛柱状上皮，固有膜结缔组织内含有混合腺和弥散淋巴组织。

2. 声襞　被覆复层扁平上皮，固有膜内含大量的弹性纤维，不含腺体。固有膜深部可见被染成粉红色的骨骼肌，为声带肌。

【高倍镜观察】

室襞黏膜上皮内可见有杯状细胞，固有膜内含有混合腺、弥散的淋巴组织和腺体的导管。声襞黏膜固有膜深面可见横纹肌断面。

（三）病理切片

§1. 大叶性肺炎（0078）

【低倍镜观察】

病变呈弥漫分布，每一肺泡腔均充满大量炎性渗出物，部分肺泡腔内纤维素已溶解，肺泡壁受压变窄，毛细血管受压呈贫血状，支气管未见明显病变。

【高倍镜观察】

渗出物由大量粉染的纤维素、纤维素穿过肺泡间孔与相邻肺泡中的纤维素网相连。中性白细胞、单核细胞及少数淋巴细胞组成，白细胞多呈变性改变。

§2. 小叶性肺炎（0080）

【肉眼观察】

肺组织内见大小不等的散在实变区。

【低倍镜观察】

病变呈灶性分布，病灶多以细支气管为中心，细支气管壁血管扩张充血，中性粒细胞浸润。细支气管黏膜及管壁受炎症破坏而不完整，腔内充以大量脓性渗出物，部分肺泡壁已被破坏。病灶周围肺泡呈萎缩或代偿性肺气肿改变。

【高倍镜观察】

渗出物由大量中性白细胞、单核细胞、脱落的上皮细胞和少量纤维素组成。

§3. 支气管扩张（0082）

【肉眼观察】

肺组织中多数不规则厚壁扩张的支气管腔。

【低倍镜观察】

支气管明显扩张，内腔变大不规则，被覆上皮明显水肿，部分则崩解脱落，形成溃疡，管腔内充满脓性渗出物及脱落上皮，管壁厚薄不等，有一处管壁极薄，有一处管壁纤维组织增生并有大量慢性炎细胞（浆细胞，淋巴细胞）浸润。支气管周围肺组织亦由于炎症被破坏，呈显著纤维化，且有大量慢性炎细胞浸润，肺泡上皮细胞增生变圆，排列整齐，状如腺体，有的肺组织呈代偿性肺气肿改变。

§4. 弥漫性肺气肿（0066）

【肉眼观察】

见肺组织呈明显疏松海绵状。

【镜下观察】

肺泡弥漫性扩张变大，肺泡间隔变窄，间孔变大，有的肺泡间隔断裂或消失，肺泡高度扩张呈囊状，即肺大泡。肺泡壁毛细血管数目显著减少，肺小动脉壁纤维增厚，内皮细胞增生肿胀，血管腔变小，少数小支气管和细支气管有慢性炎症改变。

§5. 硅肺（0079）

【肉眼观察】

切片内见多处圆形红染的小结节。

【低倍镜观察】

圆形红染小结节为硅结节。硅结节由呈同心圆状排列的胶原纤维构成，多数发生透明变性，有些结节互相融合成大结节。结节周围肺泡受压萎陷，有的肺泡内充满由浆液、尘细胞坏死崩解产物构成的红染物质。间质内有多量黑色炭末沉着，胸膜纤维性增厚并透明变性。

§6. 肺小细胞癌（0052）

【肉眼观察】

小细胞肺癌是一种高度恶性的异源性神经内分泌肿瘤，多发生于段以上的大支气管，生长快，转移早。肺组织内深染者为癌组织。

【低倍镜观察】

在肺组织内见成片的癌组织，癌细胞多，间质少，周围肺泡受压萎缩。

【高倍镜观察】

肿瘤细胞形态均一，呈淋巴细胞样或燕麦细胞形，体积小，核位于中央，细胞质稀少呈嗜酸性，或呈裸核状。癌细胞常弥漫分布，或呈实性片状、条索状排列，有时也可围绕小血管形成假菊形团结构。

§7. 肺鳞状细胞癌（00001）

肺鳞癌主要起源于较大的支气管黏膜上皮。组织学上根据其分化程度不同分为高、中、低分化三型。镜下高分化肺鳞状细胞癌呈大小不等的癌细胞巢浸润，周围间质纤维增生，伴有中性粒细胞和淋巴细胞浸润。癌巢中央可见角化珠。癌细胞核呈圆形或卵圆形，深染。

§8. 肺腺癌（00002）

肿瘤细胞排列成腺腔样结构，癌组织呈腺样分化，由立方上皮细胞构成，胞核圆或卵圆形。腺管内可见蛋白性分泌物。腺管间可见数量不等的纤维性间质，其中少量淋巴细胞浸润。

§9. 泡状核细胞癌（00003）

鼻咽癌多起源于鼻咽黏膜柱状上皮的储备细胞和鳞状上皮的基底细胞，组织构象复杂，主要分为鳞状细胞癌和腺癌。泡状核细胞癌属未分化鳞癌，癌细胞呈片状、巢状不规则分布，境界不清；癌细胞细胞质丰富，境界不清；核大，圆形或类圆形，染色质少，大部分呈空泡状，有1～2个肥大的核仁；癌细胞之间有淋巴细胞浸润。

四、病 例 讨 论

【病史摘要】

患者，女性，59岁。因反复咳嗽、咳痰11年，伴气促、心悸3年，下肢水肿2年，腹胀3月入院。11年前感冒后发热、咳嗽、咳脓痰。以后每逢冬春季常咳嗽、咳白色泡沫痰，有时为脓痰，反复加重。3年来，在劳动或爬坡后常感心悸、呼吸困难。2年前开始反复下肢凹陷性水肿。3月前受凉后发热，咳嗽加重，咳脓痰，心悸气促加剧并出现腹胀，不能平卧，急诊入院。体格检查：体温37.4℃，脉搏98次/min，呼吸28次/min，血压13.5/10.5kPa。慢性病容，端坐呼吸，嗜睡，口唇及皮肤明显发绀，颈静脉怒张，吸气时胸骨及锁骨上窝明显凹陷，桶状胸，呼吸度降低，叩诊呈过清音，双肺散在干湿啰音。心率98次/min，心律齐，心浊音界缩小。腹部膨隆，大量腹水征，肝在肋下7.5cm，较硬，双下肢凹陷性水肿。实验室检查：血红蛋白98g/L，白细胞$6.7×10^9$/L，其中中性粒细胞占0.89，淋巴细胞0.1。入院后病人突然抽搐，极度烦躁不安，继之神志不清，心率增到156次/min，抢救无效死亡。

【尸检摘要】

左、右侧胸腔积液各200ml，腹腔积液2000ml，呈淡黄色，透明，比重1.012。左肺重750g，左肺重720g，体积增大，极度充气膨胀。切面见双肺散在灶性实变，呈灰白色，部分呈灰白与暗红相间，且以双肺下叶为甚。镜下见双肺末梢肺组织过度充气、扩张，肺泡壁变薄，部分肺泡壁断裂；灶性实变区可见充血，肺泡内及细支气管腔内有浆液、中性粒细胞充填，部分上皮细胞坏死脱落。支气管黏膜上皮内杯状细胞增多，部分鳞状上皮化生，个别管腔内见黏液或渗出物形成的栓子。管壁黏液腺增多并肥大，管壁软骨灶性钙化及纤维化，纤维组织增生，淋巴细胞和少量中性粒细胞浸润。心脏重 300g，右心室壁厚0.35cm，右心腔明显扩张，肉柱及乳头肌增粗变扁，肺动脉圆锥膨隆，左心及各瓣膜未见明显病变。心源性肝硬化。其他脏器变性、淤血。

【讨论】

1. 根据主要临床表现，做出诊断，并说明诊断依据。

2. 该患者疾病的发生发展过程。

3. 请用尸检发现解释死者生前的症状和体征。

【复习思考题 】

1. 气管与支气管的结构特点及功能？

2. 肺的导气部结构有何变化规律？

3. 试从肺泡的结构来说明其功能。

4. 如何用大叶性肺炎的病理变化来解释其临床症状或体征？

5. 大叶性肺炎与小叶性肺炎在病理形态方面有何不同？

6. 试述肺癌的病理类型、转移途径及并发症。

7. 解释名词：肺小叶、肺泡隔、气血屏障、大叶性肺炎、肺肉质变、慢阻肺、隐形肺癌、Horner 综合征

第十九章 消化系统及常见疾病

一、概　述

　　消化系统由消化管和消化腺组成，对食物进行物理和化学性的消化，将大分子物质分解为小分子的氨基酸、单糖、甘油酯等，吸收后为机体生长和代谢提供必需的能量和原料。消化管是从口腔至肛门的连续性管道，依次分为口腔、咽、食管、胃、小肠和大肠。这些器官的管壁结构（除口腔和咽外）由内向外依次分为黏膜层、黏膜下层、肌层和外膜四层结构。其中黏膜层又分为上皮、固有层和黏膜肌层三层，是消化管结构与功能关系最密切的部分。消化腺有小消化腺和大消化腺两种。小消化腺散在于消化管各部的管壁内（食管腺、胃腺、肠腺和十二指肠腺等）。大消化腺包括三对唾液腺（腮腺、颌下腺、舌下腺）、肝和胰腺，它们均借助导管，将分泌物排入消化管内。

　　消化器官的主要生理功能是对食物进行消化和吸收，从而为机体新陈代谢提供了必不可少的物质和能量来源。大消化腺属实质性器官，包括由腺细胞组成的分泌部和导管，分泌物经导管排到消化管腔内，对食物进行化学性消化。此外，胰腺还有内分泌功能。

　　消化系统疾病种类较多。消化性溃疡是以胃或十二指肠黏膜形成慢性溃疡为特征的一种常见病，与胃酸和胃蛋白酶的消化作用有关，故称消化性溃疡，溃疡形成与幽门螺旋杆菌（Hp）的存在有关。本病多见于成人，十二指肠溃疡较胃溃疡多见。临床上表现为慢性周期性、节律性中上腹部疼痛，常伴有返酸、嗳气、流涎、恶心、呕吐等症状。消化性溃疡可有出血、穿孔、幽门狭窄、癌变等并发症。

　　消化管常见肿瘤包括食管癌、胃癌、大肠癌。食管癌是指由食管鳞状上皮或腺上皮的异常增生所形成的恶性病变。早期病变局限，多为原位癌或黏膜内癌，肉眼观黏膜轻度糜烂。中晚期肉眼分为髓质型、蕈伞型、溃疡型、缩窄型四型。镜下，食管癌的组织学类型多为鳞状细胞癌。胃癌是源自胃黏膜上皮和腺上皮的恶性肿瘤，好发于胃窦部胃小弯侧。分为早期胃癌及中晚期胃癌。中晚期胃癌指癌组织浸润超过黏膜下层或浸润胃壁全层的胃癌。肉眼分为三型：息肉型、溃疡型、浸润型。镜下：组织学类型主要为腺癌。大肠癌是大肠黏膜上皮和腺体发生的恶性肿瘤，包括结肠癌与直肠癌。好发部位以直肠最多见。大体形态分为以下四型：隆起型、溃疡型、浸润型、胶样型。镜下主要以高分化管状腺癌及乳头状腺癌多见。

　　病毒性肝炎由多种肝炎病毒引起，以肝实质细胞变性、坏死为主，伴有不同程度的炎细胞浸润、肝细胞再生和间质纤维组织增生，属变质为主的炎症。可分为普通型及重型二大类。普通型又分为急性及慢性两类，重型又分为急性及亚急性两类。

　　肝硬化是由肝细胞弥漫性变性坏死、肝细胞结节性再生、纤维组织增生，这三种病变反复交错进行而导致肝脏逐渐变形、变硬的一种常见的慢性肝脏疾病。引起肝硬化的病因很多，其中主要是病毒性肝炎所致，如乙肝、丙肝等。肉眼观，早期肝脏体积正常或稍大，重量增加，质地正常或稍硬。晚期肝脏体积明显缩小，重量减轻，硬度增加，表面和切面呈弥漫的、大小均匀的小结节。镜下可见正常肝小叶结构被破坏，由广泛增生的纤维组织分割包绕成大小不等的圆形或类圆形肝细胞团，称为假小叶。假小叶内肝细胞排列紊乱，可有变性、坏死及再生的肝细胞；中央静脉缺如、偏位或两个以上。

　　原发性肝癌是肝细胞或肝内胆管上皮细胞发生的恶性肿瘤。早期肝癌是指单个癌结节最大直径小于3.0cm或者两个癌结节合计最大直径小于3.0cm的原发性肝癌。晚期肝癌大体形态分为巨块型、多结节型、弥漫型，镜下有三种组织学类型：肝细胞癌、胆管细胞癌、混合细胞型肝癌。

二、实 验 要 求

　　1. 掌握消化管的一般结构特点。

　　2. 掌握食管、胃底、小肠的组织结构特点。

　　3. 熟悉结肠、阑尾的组织结构特点与功能。

　　4. 了解舌和牙的基本结构。

　　5. 熟悉腮腺、颌下腺和舌下腺的结构特点。

　　6. 掌握肝脏的组织结构。

　　7. 掌握胰腺的组织结构，区分胰腺内、外分泌部，了解外分泌部中的腺泡、导管的组织结构。

　　8. 掌握慢性萎缩性胃炎的病变特点。

　　9. 掌握溃疡病的病变特点及并发症。

　　10. 掌握病毒性肝炎的病理变化和临床病理联系。

　　11. 掌握门脉性肝硬化的病理变化和临床病理联系。

　　12. 熟悉食管癌、胃癌、结肠癌和肝癌的类型及病理变化。

　　13. 绘图：胃底、小肠、肝脏、胰腺、胃溃疡、门脉性肝硬化。

三、实 验 内 容

（一）大体标本

【观察方法】

　　1. 胃　标本是沿胃大弯剪开的，故胃大弯在标本的边缘，观察胃时注意浆膜有无粘连增厚或炎性渗出物，肌层有无破坏，黏膜有无萎缩、肥厚和有无溃疡糜烂，及溃疡的位置、大小、形状、数目，溃疡边缘黏膜有无增生肥厚，底部是否平坦，溃疡周围黏膜皱襞情况。

　　2. 正常成人肝脏重1300～1500g，大小（25.0～30.0）cm×（19.0～21.0）cm×（6.0～9.0）cm，表面光滑，切面可见肝小叶轮廓。观察肝脏标本应注意：①表面：肝脏体积增大时可见肝穹窿增高，边缘较钝，包膜紧张；肝脏体积缩小时穹窿则较平，边缘较锐利，包膜皱缩；观察表面是否光滑，有无结节，结节的大小及分布；注意肝脏的颜色，脂肪肝呈黄色，肝脏淤胆时呈绿褐色等；并应了解重量及硬度。②切面：肝小叶轮廓是否清楚，肝正常结构有无破坏，胆管有无扩张。

【观察标本】

　　1. 慢性萎缩性胃炎（7-002）

　　此为胃大部分切除之标本。胃小弯近幽门侧有一1.0cm×0.6cm大小的椭圆形溃疡病灶，溃疡与周围组织界限清楚，边缘隆起，底部平坦，胃黏膜萎缩变薄，皱襞消失，以体、窦部小弯侧较明显。

2. 消化性溃疡病

（1）慢性胃溃疡（7-001）

胃小弯近幽门侧有一个直径 0.8cm，大小近圆形的溃疡病灶，溃疡与周围胃组织界限清楚，溃疡边缘整齐，略高起，溃疡底平坦（尤以幽门侧），该标本伴有胃萎缩的改变。

（2）慢性胃溃疡并穿孔（7-003）

距幽门 4.0cm 处可见一溃疡，椭圆形，约 3.0cm×1.5cm，已穿孔，边缘隆起。

3. 食管癌

（1）食管癌（溃疡型）（7-013）

中晚期食管癌大体分为以下四型。

髓质型：癌组织在食管壁内浸润性生长，致使管壁增厚，切面见癌组织质地较软，灰白色。

蕈伞型：癌组织呈扁圆形，突向食管腔，切面灰白，形似蘑菇。

溃疡型：溃疡直径多大于 2.0cm，边缘不整，底部凹凸不平，有出血坏死。

缩窄型：肿瘤在食管壁内生长，常导致管腔环型狭窄。

此标本为食道一段，长 13.0cm，周径 5.0cm，可见一溃疡 5.5cm×2.3cm，边缘隆起，底部有坏死，溃疡边缘黏膜已消失。

（2）食管癌（环状浸润型）（7-014）

食道一段长 14.0cm，于病侧一端 1.0cm 处有一肿块堵塞管腔，呈浸润状，壁厚 5.0cm，灰白色，环绕整个食道，切面灰白，其中有出血坏死。

4. 胃癌

（1）胃癌（环状浸润型）（7-017）

手术切除胃壁一部分，于黏膜处见隆起的巨块 8.0cm×7.0cm 大小，表面黏膜皱襞消失，切面厚约 2.5cm，癌组织呈灰白色，粗糙。边缘与胃黏膜之间界限尚清楚。

（2）胃癌（溃疡型）（7-018）

在胃小弯处可见有一溃疡，其边缘隆起，正常胃黏膜已消失不见，皆为灰白色癌组织所代替，溃疡的底部不平坦为灰白色的肿瘤组织。

（3）胃癌（突起型）（7-019）

见胃小弯近幽门处，有一较大的肿瘤结节突出于黏膜表面，呈暗灰褐色，肿瘤表面凹凸不平。

（4）胃癌（7-020）

胃幽门部胃壁增厚，最厚处约 2.5cm，质地坚硬，癌组织呈灰白色，肌层有灰白色蛛网状癌组织浸润，致幽门狭窄。

（5）胃癌伴淋巴结转移（7-0001）

淋巴道转移是胃癌早期主要转移方式，肿瘤细胞首先转移到局部淋巴结，表现为淋巴结肿大，切面灰白。

（6）胃癌向脾脏直接蔓延（7-0002）

胃黏膜面可见形状不规则的溃疡（胃癌），底部凹凸不平，有出血坏死，周围胃黏膜肥厚，皱襞变浅或消失。切面见灰白色的癌组织已浸润胃壁全层并蔓延至脾脏使胃与脾粘连。

5. 结肠癌（隆起型）（7-0003）

标本为一段结肠组织，结肠黏膜面可见一菜花样肿物向腔内生长。

6. 病毒性肝炎

（1）急性重型肝炎（7-0004）

急性重型肝炎又称急性黄色或红色肝萎缩。肝脏体积明显缩小，包膜皱缩，质地柔软致肝脏变形明显（肝细胞大量坏死所致），切面呈黄色或红褐色，未见小结节形成。

（2）亚急性重型肝炎（7-0005）

肝脏体积缩小，包膜皱缩（肝细胞大量坏死所致）；切面可见散在红褐色或灰黄色的坏死区和小岛屿状再生结节。

7. 肝硬化

（1）门脉性肝硬化（7-004）

肝脏体积缩小，重量减轻，质地坚韧，穹隆平坦，边缘变薄，表面满布大小比较均匀的小结节，多数结节为小绿豆大小。切面上结节呈浅灰黄色，圆形或椭圆形，排列密集，结节之间有细窄的灰白色结缔组织分隔。

（2）门脉性肝硬化（7-005）

肝脏体积缩小，重量减轻至700g，质地坚韧，右叶穹隆平坦，边缘变薄，表面呈结节状，多数结节为小绿豆大，切面原有肝脏结构消失，为圆形或椭圆形的小结所代替，小结节的周围有细窄的灰白色结缔组织包绕，有的结节呈浅褐黄色，系为胆色素着色。

病历摘要：男性，46岁。于1958年因腹胀两月入院，入院前两日因受凉而发烧，伴有腹泻，每日4～5次，以后腹胀逐日加重，食后不能平卧，气短，身体消瘦，皮肤、黏膜发黄而入院求治。体查：黏膜及皮肤黄染，腹部膨隆，坐位时腹壁静脉怒张，肝、脾未触及，腹部有波动感，叩诊有移动性浊音。腹水：黄色不凝固，比重1.010，培养无细菌。食道吞钡检查，食道下2/3有明显的静脉曲张现象。

（3）坏死后性肝硬化（7-009）

肝脏体积缩小不甚明显，表面呈结节状，结节大小不等，大的如蚕豆，小的如粟粒，结节周围有结缔组织包裹，肝脏边缘变薄，穹隆平坦，呈灰黄色。

（4）胆汁性肝硬化（7-011、7-012）

肝脏体积缩小不明显，表面黄绿色，质地坚实，边缘稍钝，表面及边缘有处隐约可见针尖或芝麻大小之细微颗粒。其中一标本胆囊显著增大，因胰头癌压迫胆总管，胆汁淤积所致。

8. 食管静脉曲张（7-0006）

门脉高压可引起侧支循环形成，门静脉血经胃冠状静脉、食管静脉丛、奇静脉入上腔静脉，常致食管胃底静脉曲张。食管黏膜出现多个暗红色隆起的皱襞，为黏膜下高度扩张淤血的静脉。因制作标本时食管两端切开，血液已流走，所以隆起不明显。

9. 肝癌

（1）巨块型原发性肝癌（7-0007、7-021、7-022）

肝脏体积增大，表面及切面可见一至数个癌结节，巨大的癌结节直径达18.0cm，切面灰白色，可见大小不等的肿瘤结节，肿瘤结节间有纤维结缔组织所包绕。局部伴有明显坏死、出血。

（2）结节型原发性肝癌（7-0008）

肝脏体积增大，表面及切面可见大量癌结节弥漫分布，直径0.2～3.0cm不等，灰黄或灰白色，部分癌结节有出血。

（3）弥漫型肝癌（7-023）

肝脏显著肿大，重量超过一倍之多，重量为 3130g，布满大小不等的结节，切面灰白色，中央有坏死及出血。

（二）组织切片

§1. 胃底

取材：狗的胃底。

染色：HE 染色法。

【肉眼观察】

标本为长条形组织，染色较深的一面为黏膜。染成粉红色的为肌层。两者之间为黏膜下层。

【低倍镜观察】

分清胃壁的四层结构。

1. 黏膜 表面为单层柱状上皮，由表面黏液细胞组成。有许多较浅的上皮凹陷形成胃小凹。上皮下为固有层，内含大量的胃底腺。腺体之间有少量结缔组织和平滑肌纤维。固有层下面是黏膜肌层，由内环、外纵两薄层平滑肌组成。

2. 黏膜下层 位于黏膜肌深面，由较致密结缔组织组成，内含血管、淋巴管等。

3. 肌层 较厚，平滑肌组成，大致分为内斜、中环和外纵三层，但界线不易分清；在肌层之间可见肌间神经丛。

4. 浆膜 由疏松结缔组织和间皮构成。

【高倍镜观察】

重点观察黏膜的结构。

1. 上皮 为单层柱状上皮，主要由表面黏液细胞组成，细胞核椭圆形位于基部，顶部胞质充满粘原颗粒，粘原颗粒着色浅以至透明。上皮凹陷形成胃小凹。

2. 胃底腺 固有层内可见许多不同断面的胃底腺，选择开口于胃小凹的胃底腺的纵切面观察。主要观察三种细胞。

（1）主细胞（胃酶细胞）：数量最多，主要分布于胃底腺的下半部。细胞呈矮柱状，细胞核圆形，位于基部。基部胞质呈嗜碱性，染成蓝色，顶部胞质可见紫红色酶原颗粒（由于酶原颗粒多被溶解而此处着色浅）。

（2）壁细胞（泌酸细胞）：分布于胃底腺的上半部。胞体大，多呈圆锥形，细胞核圆形染色深，居中，可见双核，胞质嗜酸性，着深红色。（请结合壁细胞的超微结构特征解释为什么壁细胞胞质呈嗜酸性？）

（3）颈黏液细胞：数量少，分布于胃底腺的颈部，细胞核较扁，染色深，位于细胞基底部，细胞核上方可以见到粘原颗粒，着色浅。

§2. 空肠

取材：动物的空肠。

染色：HE 染色法。

【肉眼观察】

纵断面上，凹凸不平，可见有数个较高的突起，是小肠环行皱襞，有皱襞一侧为管腔面，表面染成蓝紫色的是黏膜，皱襞的中轴为粉红色的黏膜下层；在皱襞表面可见有许多细小的突起，为肠绒毛。

【低倍镜观察】

1. 黏膜　黏膜表面有许多长指状伸向肠腔的突起，为小肠绒毛,绒毛的纵切面呈指状,横切面为卵圆形。固有层内含有大量的小肠腺（思考：肠绒毛和小肠腺的组成？在切片中如何区分它们？）黏膜肌由内环、外纵两层平滑肌组成，染成粉色。

2. 黏膜下层　由疏松结缔组织组成，内含小血管、淋巴管等。

3. 肌层　内环、外纵两层平滑肌。两层间可见肌间神经丛。

4. 浆膜　由结缔组织和间皮组成。

【高倍镜观察】

1. 肠绒毛　为指状突向管腔。表面为单层柱状上皮,吸收细胞多,期间夹杂杯状细胞。上皮的游离面染色较红的薄层结构为纹状缘（思考：纹状缘电镜下是什么结构？有何功能意义？）绒毛中轴是固有层的结缔组织，其中央有 1~2 条纵行的中央乳糜管，官腔大,内可见淡粉红色物质，（多数中央乳糜管塌陷，不易分辨）还看到丰富的毛细血管、散在的纵行平滑肌纤维和较多的淋巴细胞。

2. 小肠腺　位于固有层内，是黏膜上皮下陷形成的单管腺，小肠腺开口于相邻绒毛之间，以吸收细胞为主，还夹有杯状细胞。在肠腺的底部有锥形潘氏细胞，潘氏细胞常三五成群的位于腺体底部，胞质顶部含有许多粗大的嗜酸性颗粒,潘氏细胞是小肠腺专有细胞。

§3. 舌

取材：家兔舌组织。

染色：HE 染色法。

【肉眼观察】

垂直断面。标本一侧凹凸不平，呈深蓝紫色，是舌背部黏膜，其深面染红色的是舌肌。

【低倍镜观察】

舌由表面的黏膜和深面的舌肌构成。

1. 黏膜　由复层扁平上皮和固有层组成。其表面有许多突起称舌乳头。固有层由结缔组织组成。

（1）轮廓乳头：最大，乳头顶部平坦，乳头周围黏膜深陷形成环沟，沟外黏膜再向上隆起形成廓状结构。乳头侧壁与环沟的内壁的上皮内均有味蕾分布，呈卵圆形，染色浅。轮廓乳头沟底附近有味腺，胞质呈红紫色、为浆液性腺。

（2）丝状乳头：数量最多，遍布舌背。呈圆锥形、顶尖底宽，若乳头被斜切，则不见顶部尖端突起。上皮的浅层细胞常角化，呈粉红色；乳头的轴心为国有层结缔组织。

（3）菌状乳头：较少，散在于丝状乳头之间。体积较大，顶端较大，基部较窄，呈蘑菇状，上皮不角化，乳头两侧上皮中可见味蕾；固有层内毛细血管丰富。

2. 舌肌　位于固有层下方、厚，为各种走行的骨骼肌纤维束,故标本可见不同的断面。

【高倍镜观察】

重点观察味蕾构造。在切片上味蕾呈淡染的卵圆形小体。其长度与上皮厚度相等。味蕾顶端有一小孔为味孔。与舌表面相通。味蕾由两种细胞组成，但不易区分。

1. 味细胞　包括明细胞和暗细胞（根据染色深浅得名），均为长梭形。明细胞数量少，较粗大，着色较浅，核为椭圆形。暗细胞着色较深。

2. 基细胞　位于乳头深部，细胞呈锥形。

§4. 牙磨片

取材：人的牙。

染色：未染色。

【肉眼观察】

标本为牙的纵磨面。牙体分为牙冠、牙根和牙颈三部分。牙的组织结构分为：

1. 釉质 在牙冠表面，呈浅黄色。可见釉柱从釉质与牙本质交界处向牙的表面呈放射状排列，釉柱之间为釉柱间质。

2. 牙本质 占牙的大部分，构成牙的主体，色浅。

3. 牙骨质 包在牙根和牙颈的表面，难以分辨。

4. 牙髓腔 为牙中轴的小空隙。

【低倍镜观察】

1. 釉质 呈浅黄色，有纵行的细纹为釉柱。此外尚有深暗的粗线，以牙尖为中心的弧形线，与釉柱交叉斜行，既为芮氏线。

2. 牙本质 所见的深色粗细不一的平行小管为牙小管（内充有不同程度的紫红色色素），其间为牙本质的基质。

3. 牙骨质 较薄、如同骨组织，但无哈弗斯系统，骨陷窝少，仅在近牙根处可见到散在的陷窝。

§5. 食管

取材：人的食管。

染色：HE 染色法。

【肉眼观察】

标本为横切面，有皱襞突入管腔，管腔呈不规则形，腔面紫蓝色区为黏膜上皮。

【低倍镜观察】

分辨食管管壁，由内向外分四层结构，既黏膜、黏膜下层、肌层和外膜。

1. 黏膜 位最内面，又可分：

（1）上皮：未角化的复层扁平上皮，基底层与固有膜交界处呈起伏状的波浪形。

（2）固有膜：位上皮深面的一薄层结缔组织，内有丰富的小血管；数个孤立淋巴小结。

（3）黏膜肌层：一薄层纵行平滑肌。

2. 黏膜下层 为疏松结缔组织，内含较大血管、神经（偶见神经丛）、淋巴管、食管腺。

食管腺：一种较小的复管泡状腺，分泌黏液，腺泡位于此层，导管从黏膜下层向内穿过黏膜，开口于食管腔内。导管腔大，由二层上皮围成。

3. 肌层 骨骼肌，分内环、外纵两层。肌层之间有较多疏松结缔组织、血管和神经丛（该标本取自食道的哪一段）。

4. 外膜 结缔组织。

【高倍镜观察】

1. 黏膜 分三部分。上皮为未角化的复层扁平上皮；固有层为细密结缔组织，其中含小血管和食管腺导管的断面；黏膜肌层为纵行平滑肌束（故肌纤维为横切面），为食管的特征之一。

2. 黏膜下层 为疏松结缔组织，含小血管和食管腺等。食管腺主要是黏液性腺和少量的混合腺。腺泡染色浅，腺腔很小。腺细胞呈锥体形，胞质着浅蓝色，核染色深。腺导管小，由单层立方或矮柱状细胞围成。

3. 肌层　由两层肌组织构成，大致内环外纵。两层之间可见肌间神经丛。食道各段的肌组织组成不同，你看到的是何种肌组织？属食管的哪一段？

4. 外膜　是纤维膜，由结缔组织构成。

§6. 回肠

取材：动物回肠。

染色：HE 染色法。

镜下回肠与空肠结构基本相似，只是绒毛细而短。杯状细胞较多；固有层淋巴组织丰富，其最大特点为固有层中有一团蓝紫色的集合淋巴小结。

§7. 结肠

取材：动物结肠。

染色：HE 染色法。

【肉眼观察】

标本呈长条形，是结肠的横断面，一侧隆起且表面不整，染成蓝紫色的为黏膜，依次分辨四层。

【低倍镜观察】

1. 腔面平坦，无绒毛。

2. 上皮内有大量的杯状细胞。

3. 固有层内充满长而直的密集的结肠腺。

【高倍镜观察】

着重观察黏膜。

1. 黏膜上皮　为单层柱状上皮，柱状细胞的纹状缘不明显，肠上皮内有大量杯状细胞。

2. 结肠腺　主要由柱状细胞和大量的杯状细胞组成。

§8. 胰腺

取材：动物的胰腺。

染色：HE 染色法。

【肉眼观察】

标本表面为薄层粉染的被膜，被膜下可见形态不规则、大小不等的为蓝紫色区域为小叶。

【低倍镜观察】

表面有结缔组织被膜，结缔组织伸入实质将其分隔成许多小叶。

1. 外分泌部　有许多紫红色的腺泡和导管的各种断面。

2. 内分泌部　散在外分泌部之间，着色较浅、大小不等的球形细胞团为胰岛。

3. 小叶间的结缔组织中有小叶间导管。

【高倍镜观察】

1. 腺泡　为纯浆液性腺泡。腺细胞呈锥形，细胞顶部含嗜酸性的酶原颗粒，基部嗜碱性强。细胞核圆形，位于细胞基部，腺腔内常见泡心细胞，细胞呈扁平或立方形，胞质不明显。核染色淡，呈圆形或椭圆形（思考：泡心细胞是什么细胞）。

2. 闰管　管径小，由单层扁平上皮构成。有时纵断面上可见闰管与泡心细胞相连续。

由于闰管长，故闰管的断面较多。

3. 胰岛　周围有少量结缔组织。细胞数目不定，染色浅，胰岛细胞呈不规则排列，相互连接成索或团，细胞间有丰富的毛细血管。腺细胞的类型不易区分。

4. 小叶间导管　由单层立方上皮或矮柱状上皮构成。

§9. 肝脏

取材：人肝。

染色：HE 染色法。

【肉眼观察】

肝小叶分界不明显。

【低倍镜观察】

1. 被膜　可见肝表面有浆膜，被膜结缔组织伸入实质将实质分为肝小叶。

2. 肝小叶　人肝的结缔组织较少，故肝小叶分界不清。可根据邻近几个肝门管区的位置以及中央静脉，大致划分肝小叶的范围。肝小叶中央的管腔为中央静脉，其周围放射状排列的条索状结构为肝细胞索。肝细胞索之间的间隙为肝血窦，与中央静脉相通。

3. 门管区　在相邻的几个肝小叶之间结缔组织较多，内含三种管道，即门管区。

4. 小叶下静脉　也位于肝小叶之间，但是一条单独走行的小静脉，管径比中央静脉粗大，管壁较厚而且完整。

【高倍镜观察】

1. 肝小叶

（1）肝细胞索（肝板）：由肝细胞单行排列成凹凸不平的板状结构，围绕中央静脉呈放射状排列，并互相连接成网。肝细胞体积较大，多边形，界限较清，核 1~2 个，位于中央，核仁明显，核膜清楚，胞质嗜酸性，着粉红色，正常的肝细胞内可见弥散分布的嗜碱性团块。有时可见小空泡（制片时脂肪、糖原被溶解所致）。

（2）肝血窦：位于肝细胞索之间的间隙，窦腔形状不规则。窦壁由内皮细胞组成，内皮细胞核扁圆，染色较深。窦腔可见体积较大，具有突起的星形细胞，即肝巨噬细胞。常以突起与窦壁相连，核染色较深，胞质丰富。

（3）中央静脉：位于肝小叶中央，壁薄而不完整，由内皮和少量结缔组织构成；有孔与血窦相连。

2. 肝门管区　结缔组织中有三种伴行的管道，但每种管道断面往往不止一个。

（1）小叶间动脉：腔小而圆，管壁厚，内皮外有环形平滑肌。

（2）小叶间静脉：腔大壁薄，管腔不规则。

（3）小叶间胆管：管壁为单层立方上皮构成，细胞核圆形，着色较深，排列密集，胞质清亮。

§10. 腮腺

取材：人的腮腺。

染色：HE 染色法。

【肉眼观察】

腮腺的表面有薄层粉染的被膜，被膜下为蓝紫色的团块为小叶。

【低倍镜观察】

1. 被膜　在腺体的表面，由结缔组织构成，被膜伸入腺实质内，将腺体实质分为许多小叶。

2. 实质　由许多染色深的腺泡和各级导管构成。

3. 小叶间的结缔组织中有较大的导管和小血管。小叶间导管由单层或假复层柱状上皮组成。

【高倍镜观察】

1. 浆液性腺泡　呈圆形或椭圆形，腺腔小。腺细胞呈锥体形。细胞顶部胞质常含有粗大的红色酶原颗粒，细胞基部嗜碱性较强。细胞核圆形，着色较深，位于细胞基部。

2. 导管　包括闰管、纹状管和小叶间导管。

（1）闰管：与腺泡相连，管腔径细，管壁薄，由单层立方或扁平上皮组成。

（2）纹状管（分泌管）：位于腺泡之间，管径粗，管壁厚，由单层高柱状上皮围成，核椭圆形位于细胞顶部，胞质嗜酸性强，着鲜红色，细胞的基底部可见纵纹。

（3）小叶间导管：位于小叶间的结缔组织内，较粗，管壁由单层柱状或假复层柱状上皮组成。

§11. 颌下腺

取材：人的颌下腺。

染色：HE 染色法。

【肉眼观察】

表面有薄层粉染的被膜，被膜下为蓝紫色的团块为小叶。

【低倍镜观察】

1. 表面有薄层粉红色的结缔组织被膜，蓝紫色的小块为小叶，内含有不同切面的腺泡，着色深浅不一，是混合性腺；腺泡间有较多的分泌管及较少的闰管。

2. 小叶间的结缔组织中，有小叶间导管和血管。

【高倍镜观察】

1. 浆液性腺泡　腺腔小。腺细胞呈锥体形。细胞顶部胞质常含有粗大的红色酶原颗粒，细胞基部嗜碱性较强。细胞核圆形，着色较深，位于细胞基部。

2. 黏液性腺泡　细胞呈锥体形或柱状；细胞核呈扁圆形，贴近细胞的基底部；胞质着色浅淡。

3. 混合性腺泡　由浆液性腺细胞和黏液性腺细胞共同组成。黏液性细胞在内，而浆液性细胞呈半月状排列在外侧，此种浆液性细胞称为浆半月。

§12. 舌下腺

取材：人颌下腺。

染色：HE 让 NSEFA。

【肉眼观察】

标本呈一片蓝紫色。仔细观察可见有被红染的细条所分成的小区，即为小叶。

【低倍镜观察】

1. 小叶　其内充满了圆形、卵圆形或不规则形切面的腺泡，颜色深浅不一。色深者是浆液性腺泡，色浅者是黏液性腺泡，另外还有深浅混合的混合性腺泡，但主要以黏液性腺泡为多。小叶内不易见到闰管，偶见染成红色的分泌管。

2. 小叶间隔　由结缔组织构成。其中有较大的小叶间排泄管，其形态与在腮腺中所见到的相同。

【高倍镜观察】

重点观察小叶的结构。

1. 腺泡 可分为三型。

（1）浆液性腺泡：占少数，腺腔小。腺细胞呈锥体形。细胞顶部胞质常含有粗大的红色酶原颗粒，细胞基嗜碱性较强。细胞核圆形，着色较深，位于细胞基部。

（2）黏液性腺泡：占多数，由黏液性腺细胞组成。细胞呈锥体形或柱状；细胞核呈扁圆形，贴近细胞的基底部；胞质着色浅淡。

（3）混合性腺泡：由浆液性、黏液性两型腺细胞组成，常见的排列方式为：黏液性腺细胞在内，而浆液性腺细胞包绕在外，切片中排列呈月牙状，称为半月。

以上各种腺泡细胞与基膜之间均有肌上皮细胞。

2. 纹状管 由于舌下腺的纹状管甚短，故被切到的机会也很少。

§13. 胆囊

取材：人的颌下腺。

染色：HE 染色法。

【肉眼观察】

一面起伏不平、染成紫色的为胆囊腔面。另一面平直，染成粉红色的为胆囊壁的其他各层。

【低倍镜观察】

1. 黏膜 可突出许多高矮不等且有分支的黏膜皱襞。皱襞间、上皮下陷而成黏膜腺，在断面上有时可呈封闭的腔，类似黏液腺。上皮是单层柱状细胞，固有层薄，为薄层结缔组织，其内含有丰富的血管。

2. 肌层 由平滑肌组成。平滑肌纤维排列较稀疏，且薄厚不一，大致分为内环、外纵两层。

3. 外膜 较厚，除与肝脏附着处为纤维膜外，其他部分皆为浆膜。

（三）病理切片

§1. 慢性胃溃疡（0084）

【肉眼观察】

切片中标本黏膜面见一凹陷，即为溃疡处。

【低倍镜观察】

自溃疡表面向深部逐层观察，溃疡处黏膜已缺如，溃疡底部之表层可见渗出的少量纤维素及中性白细胞，其下为一薄层红染无结构之坏死组织，下接大量肉芽组织及瘢痕，有时可见闭塞的小动脉。正常肌层不见，为瘢痕组织所代替，浆膜血管充血及出血，为手术所致。

§2. 胃腺癌（0035）

【低倍镜观察】

标本一侧尚见正常的胃黏膜，而大部分黏膜被癌组织代替，癌呈腺腔状，癌性腺腔大小不等，形状不一，明显异型，有的腺腔扩张，癌细胞向腔内呈乳头状增生，腔内充以坏死红染物质，腺癌组织向黏膜下层、肌层浸润，并直达浆膜层。

§3. 急性普通型肝炎（0085）

【低倍镜观察】

肝细胞广泛变性，肝细胞索排列紊乱、拥挤，致肝窦受压变窄，小叶间汇管区见少数淋巴细胞及单核细胞浸润。

【高倍镜观察】

肝小叶内多数肝细胞细胞质疏松淡染（疏松样变），部分肝细胞体积大，圆形，细胞质空淡（气球样变）。包膜下少数肝细胞体积小，红染（嗜酸性变），小叶内也可见散在肝细胞坏死灶，其内有中性白细胞浸润（点状坏死）。

§4. 门脉性肝硬化（0087）

【肉眼观察】

组织中有许多圆形结节，即假小叶。

【低倍镜观察】

肝内结缔组织增生并将肝组织分隔成多数岛屿状圆形结节，结节中央不见中央静脉或常出现在结节边缘，肝索排列紊乱，不呈放射状，通常将这些结节称为假小叶。假小叶内，部分肝细胞发生水肿或疏松样变，个别肝细胞体积大、红、单核或双核，为新生的肝细胞。假小叶之间有较密的纤维组织增生，内见多量小胆管增生及多数淋巴细胞浸润。

§5. 肝细胞性肝癌（0054）

【肉眼观察】

切片紫色处为癌组织。

【低倍镜观察】

于肝组织一侧见成片之癌组织，癌细胞常呈索状或片状，其间有多数血窦，周围肝组织受压萎缩，其余肝组织内亦见散在之癌结节。细胞呈多角形，体大，胞浆丰富，核大深染，可见多数核分裂象。

四、示　　教

（一）十二指肠腺

取材：动物十二指肠。

染色：HE 染色法。

十二指肠与空肠结构基本相似，其特点是在黏膜下层有十二指肠腺（黏液腺）。十二指肠腺为分支管泡状腺（标本上只见腺体的断面）。其腺细胞为黏液性细胞，呈矮柱状。细胞核圆或扁圆形，靠近细胞基部。细胞质染色浅，腺导管由单层柱状上皮组成，管腔较大并穿过黏膜肌层开口于肠腺之底部或绒毛之间。

（二）阑尾黏膜层

取材：人的阑尾。

染色：HE 染色法。

【低倍镜观察】

管壁结构与结肠相似，重点观察黏膜，阑尾的主要特点是：

（1）结肠腺短、小、稀。

（2）固有层内有大量的淋巴小结和弥散淋巴组织突入黏膜下层，故黏膜肌层很不完整。

（三）潘氏细胞

取材：动物小肠。

染色：HE 染色法。

【高倍镜观察】

在小肠腺的底部可见三五成群的潘氏细胞。细胞呈锥体形，细胞顶部含许多粗大的嗜酸性颗粒，染成红色，核圆或卵圆形，位于细胞基部。

（四）猪肝

取材：大白鼠肝。

染色：HE 染色法。

【低倍镜观察】

1. 被膜　仅在一侧可见由结缔组织组成的少许被膜。

2. 肝小叶　呈多边形或不规则形，小叶周边结缔组织比人肝为多，故肝小叶界限清楚。中央静脉位于肝小叶内，但并非完全位于中央，且有的肝小叶中找不到中央静脉（可能与肝小叶的切面有关）。肝板及肝血窦均比较清楚。

3. 门管区　位于肝小叶的周边。在此标本中，三种管道显示的不太清楚，需认真辨认。

（五）肝巨噬细胞

取材：大白鼠肝。

染色：台盼蓝活体注射。

【高倍镜观察】

可见粉红色索条状之背景为肝细胞索，位于肝细胞索之间的肝血窦内，可见有贴近窦壁的较大具有突起的星形细胞，即肝巨噬细胞，较大的、不规则的、有突起的细胞，核呈卵圆形，胞质中充满着大小不等的蓝黑色点状被吞噬的染料（台盼蓝）。

（六）电镜照片

1. 消化管壁的内分泌细胞。

2. 肌间神经丛　可见胞体、突起内均有交织成网状深褐色的神经原纤维分布。胞突细长，走行不规则。神经元的核是白色空泡状，核仁不显。

3. 肝脏

（1）胆小管：肝细胞之间可见有黑褐色弯曲走行的条纹状结构即胆小管。

（2）肝血窦：窦周隙、网状纤维、贮脂细胞。

4. 彩色照片

（1）肝糖原：过碘酸雪夫反应（简称 PAS 反应，PAS 反应阳性为紫红色沉淀物，表示该部位有多糖）。在肝细胞胞质中呈现紫红色的颗粒为肝糖原，核的反应为阴性。肝糖原在肝小叶内的分布不一致，中央静脉周围肝细胞的糖原含量较少，颜色较浅；肝小叶周边肝细胞的糖原含量较多，染色较深。

（2）胰岛细胞：人胰腺，Mallory 染色。此标本主要观察胰岛内 A、B、D 三种细胞的分布及形态。A 细胞：在胰岛的外周，细胞体积较大，数量较少，胞质呈鲜红色。B 细胞：多位于胰岛的中央，数量最多，细胞体积较小，胞质橘黄色。D 细胞：散在于 A、B 细胞之间，胞体小，胞质呈蓝色。

五、病　例　讨　论

【病例摘要】

患者，男性，41 岁，农民。因上腹痛 5 月，持续全腹胀痛 3 月，加重 20 天入院。入院前

5月，患者饭后发生心前区针刺样痛或隐痛，每次持续半小时，伴畏寒。此后食欲下降，全身无力，仍能坚持劳动。3月前疼痛转至全腹，食欲更差，咳嗽，咳脓痰，头痛。20多天前自觉腹胀，不能进食，卧床不起。近两三天嗳气，呕吐咖啡色液，每天10余次，每次4~5ml。病后明显消瘦，过去无特殊病史。体格检查：全身情况差，慢性重病容，消瘦，左锁骨上可触及淋巴结，约黄豆大，中等硬度，无压痛，活动。心肺（－）。腹部膨隆，呈蛙腹状，腹壁静脉可见，腹式呼吸减弱。右上腹肋缘下锁骨中线内侧，触及蚕豆大之皮下结节2个，活动，中等硬，轻压痛。腹软，轻压痛，肝脾均未触及，肝上界在锁骨中线第五肋间，明显腹水征。余无异常。实验室检查：血红细胞 $1.89×10^{12}/L$，血红蛋白 86g/L，白细胞 $31.3×10^9/L$，中性粒细胞0.84，单核细胞0.05，嗜酸粒细胞0.02，嗜碱粒细胞0.02，淋巴细胞0.07。尿常规：脓细胞及白细胞少许，颗粒管型、蜡样管型及红细胞管型查见。腹水白细胞 $0.66×10^6/L$，红细胞 $5.1×10^6/L$，中性粒细胞0.29，淋巴细胞0.71，蛋白34.1g/L，Rivalta试验（＋），细菌培养（－）。入院后给予抗感染和支持疗法、放腹水等，患者一直不能进食，不断呕出咖啡色液，衰竭死亡。

【尸检摘要】

死者全身营养差，左锁骨上淋巴结长大，腹部膨隆。腹腔内有黄色混浊液3330ml，大网膜与胃、横结肠粘连造成一硬条，表面有灰白结节。肠系膜和腹膜粗糙，有灰白色结节和纤维蛋白，腹腔脏器和腹壁间有纤维性粘连。胃小弯后壁有一 10.0cm×7.0cm×2.0cm 大之肿瘤，表面高低不平，有溃疡形成，并穿破至小网膜囊内。镜检肿瘤排列成索状，瘤细胞大小不等，细胞质少，核大深染，核分裂象可见。间质多少不等。肿瘤侵及浆膜层。胃小弯、肠系膜、左锁骨上等处淋巴结、大网膜及腹膜均有上述肿瘤转移。肝表面及切面均有灰白色结节，镜下亦为上述肿瘤，周围肝细胞受压萎缩。双肺水肿，变实，镜下见支气管及周围肺泡内中性粒细胞浸润。肾小管上皮水肿。肠腔内有蛔虫及鞭毛虫。

【讨论】

1. 患者所患疾病及诊断依据。

2. 疾病发生发展过程及相互关系。

3. 患者死亡原因。

【复习思考题】

1. 消化管管壁的一般结构特点？

2. 光镜下如何区别胃和小肠？

3. 牙和舌的结构？味蕾的镜下结构特点？

4. 胃壁的结构有何特征？胃底腺由哪些细胞组成？各有何生理作用？结合学过的内容谈谈导致恶性贫血、胃溃疡形成的原因是什么？

5. 根据肝小叶的结构特点，说明肝的功能。

6. 比较肝小叶内胆汁和血流途径及方向（用箭头表示）。

7. 简述肝的血液循环特点，根据血流特点，试说明当肝缺血时肝小叶内哪些肝细胞最先受损害？

8. 试比较三对唾液腺的结构特点。

9. 胰腺外分泌部组织结构特点及内分泌部的细胞组成及功能？

10. 请描述病毒性肝炎—肝硬化—肝癌发展过程中的病理变化。

11. 消化性溃疡的并发症有哪些？

12. 解释名词:肝板、肝血窦、窦周间隙、胆小管、门管区、Barrett食管、肠型化生、桥接坏死、急性黄色肝萎缩、门脉性肝硬化、假小叶、革囊胃、小肝癌。

第二十章 泌尿系统及常见疾病

一、概 述

泌尿系统由肾、输尿管、膀胱和尿道组成。肾的功能是形成尿液，它以尿的形式排泄体内多余的水分和溶于水的代谢废物，以保持机体内环境的相对稳定，尤其对水电解质平衡起着重要作用。尿液形成后，经输尿管输送到膀胱贮存。当膀胱内的尿液蓄积到一定量时，再由尿道排出体外。

肾脏为实质性器官，在腹膜后脊柱的两侧，形似蚕豆，分前后两面、上下两端、内外两缘。外侧缘凸隆，内侧缘中部凹陷称为肾门，有肾静脉、肾动脉、肾盂、淋巴管及神经出入。肾脏实质分周边的皮质和中央的髓质，主要功能是产生尿液，此外还能分泌多种生物活性物质。

输尿管为细长的肌性管道，始于肾盂，下接膀胱，主要功能是运输尿液。

膀胱为囊状的肌性器官，主要功能是暂时贮存尿液，伸缩性较大，成人膀胱容量为300～500ml，其形状、大小、位置与储存尿量有关。

尿道是向体外排尿的管道。男、女尿道的形态不完全相同。女性尿道起自膀胱尿道内口，穿过尿生殖膈，止于尿道外口。男性尿道与生殖关系密切，将在男性生殖系统叙述。

泌尿系统疾病分为肾和尿路的病变，包括炎症、肿瘤、尿路梗阻、先天性畸形等。

肾小球肾炎是以肾小球损伤和改变为主的一组疾病，分为原发性肾小球肾炎、继发性肾小球疾病和遗传性肾炎。原发性肾小球肾炎是原发于肾脏的独立疾病，分为急性和慢性肾小球肾炎。急性弥漫性增生性肾小球肾炎的病变特点是弥漫性毛细血管内皮细胞和系膜细胞增生，伴中性粒细胞和巨噬细胞浸润。新月体性肾小球肾炎以肾小球壁层上皮细胞增生，新月体形成为特征。慢性肾小球肾炎为不同类型肾小球肾炎的终末阶段，以大量肾小球发生玻璃样变性和硬化为主要病变特点。

肾盂肾炎是肾盂、肾间质和肾小管的炎性疾病，分为急性和慢性两类。急性肾盂肾炎多与尿路感染有关，是肾盂、肾间质、肾小管的化脓性炎症，组织学特征为灶状间质性化脓性炎或脓肿形成、肾小管腔内中性粒细胞聚集和肾小管坏死。慢性肾盂肾炎为肾小管和间质的慢性非特异性炎症。病变特点是慢性间质性炎症、纤维化和瘢痕形成，常伴肾盂肾盏的纤维化和变形。

泌尿系统常见肿瘤包括肾细胞癌和膀胱癌。肾细胞癌起源于肾小管上皮细胞，可发生于肾实质的任何部位，但以上、下极为多见。膀胱癌多起源于移行上皮，可发生在膀胱的任何部位，但以三角区和输尿管口附近最多。肿瘤可单发或多发，大小不等，呈乳头状或息肉状。

二、实 验 要 求

1. 掌握肾脏的结构特点。
2. 掌握球旁复合体的组成、结构。
3. 熟悉膀胱的组织结构。
4. 熟悉弥漫性肾小球肾炎的分类、临床病理联系。

5. 掌握肾盂肾炎的感染途径、病理变化。

6. 了解肾癌的病理变化和临床病理联系。

7. 了解膀胱癌的病理变化和临床病理联系。

8. 重点掌握弥漫性肾小球肾炎的病理变化和临床病理联系。

9. 掌握慢性肾盂肾炎的病理变化和临床病理联系。

10. 绘图：肾脏、快速进行性肾炎。

三、实 验 内 容

（一）大体标本

【观察方法】

正常成人两侧肾脏共重 250～300g，大小为（3.0～4.0）cm×（5.0～6.0）cm×（11.0～12.0）cm，表面光滑，包膜易剥离，切面皮髓质分界清楚，皮质厚 6.0～7.0cm，皮髓质宽度的比例为 1：3，肾盂容量 10～15ml。

观察肾脏时应注意：

（1）肾脏的大小（注意年龄的差别），表面是否光滑（有的肾脏表面呈分叶状，为胚胎发育残留，并非疾病所致），包膜是否容易剥离。

（2）皮质厚度、颜色，肾组织有无破坏，血管壁有无增厚。

（3）肾盂有无扩张，肾盂黏膜是否光滑。

【观察标本】

1. 肾小球肾炎

（1）急性肾小球肾炎（9-001）

8 岁小儿肾脏，两肾体积轻度肿大，肾包膜容易剥离，表面光滑，呈分叶状，可见静脉扩张淤血，并可见散在帽针头大小之出血点，因标本退色，已不明显。切面皮髓质分界尚清楚，髓质淤血而呈暗红色，皮质区亦可见散在的小出血点。在新鲜标本，出血点色红而明显，形状如跳蚤咬伤后，故有"蚤咬肾"之称。

（2）急性肾小球肾炎（9-002）

5 岁小孩肾脏。肾包膜易剥离，肾表面光滑，呈褐红色，有均匀散布的细小的出血点，比帽针头为小。切面上，皮质厚 0.5cm，亦呈褐红色，并见遍布的小出血灶，新鲜标本之出血点色红而明显，状如跳蚤咬伤后，故有"蚤咬肾"之称。

（3）快速进行性肾小球肾炎（9-005）

两侧肾脏体积增大，重量增加（两肾共重 376g，正常成人两肾共重 270g 左右），肾包膜尚易剥离，表面光滑，颜色淡黄色，切面皮质增宽，颜色淡黄。

病历摘要：患者 24 岁，男性，于 1951 年大腿部疼痛肿胀，发冷发热，后形成一般性瘘管，至 1953 年 3 月发生全身水肿，日渐加重，且小便减少，头晕、眼花、腹胀、乏力、呼吸困难、食欲缺乏。至 12 月份尿量少，每日约 100～200ml，继之呕吐、恶心、咳嗽，痰中带血，饮食不进，临终前几日，谵语、抽搐、潮式呼吸，意识模糊。体查：血压 140/110mmHg，全身明显水肿，胸腹腔有积液，红细胞 1.6×10^{12}/L，尿呈碱性，比重 1.002～1.030；尿蛋白（+++），管型每次均可见到。

（4）慢性肾小球肾炎（9-003、9-006、9-007）

肾脏颜色苍白，体积明显缩小，左肾 40g，右肾 40g，包膜尚易剥离，表面可见许多大小不等的颗粒，凹凸不平，肾硬度增加。切面靠皮质变薄，皮、髓质分界不清。

病历摘要：14 岁男孩，入院前二年因受凉，出现发烧、血尿、面部轻度水肿而住院，诊断急性肾炎，经治疗水肿消失，但血尿仍间歇出现。1974 年 12 月 16 日，因受凉后上述症状加重，并有恶心、咳嗽等而再次入院。查体：临床未发现阳性体征，化验室检查：尿蛋白（+++）。中性 91%，淋巴 7%，单核 2%，二氧化碳结合力 38.08，入院后第三天流大量鼻血，第四日突然呕吐咖啡样物 500mg，经抢救无效，于第九日死亡。

病理诊断：慢性肾小球肾炎；消化道渗出性出血；肺小灶性出血；脑水肿；心肌间质性炎（轻度）。

2. 肾盂肾炎

（1）急性肾盂肾炎（9-0001）

急性肾盂肾炎是肾盂、肾间质和肾小管的化脓性炎症。肉眼观肾脏体积增大包膜已剥离表面可见许多散在的脓肿病灶。病灶大小不等隆起于肾脏表面黄色或黄白色部分已融合。肾盂肾盏黏膜粗糙（因黏膜坏死与脓性渗出物黏附所致）。切面靠近皮质处可见散在的小化脓病灶。

（2）慢性肾盂肾炎（9-0002）

肾脏形态不规则，体积缩小，重量减轻，表面大量瘢痕形成，使之凹凸不平，包膜粘连无法完全分离。切面皮髓质界限不清，肾乳头萎缩，肾盂肾盏因瘢痕收缩而变形（瘢痕性固缩肾）。有时肾盂肾盏因慢性炎症刺激而结构不清，个别扩张的肾盂可见出血、坏死，切面见肾实质变薄。合并肾积水时，肾脏体积可增大，肾盂肾盏扩张。

（3）慢性肾盂肾炎并积水（9-008）

肾脏体积明显肿大，肾脏表面高低不平，有多个瘢痕，呈分叶状，多处可见到明显的结节，突出于表面，肾包膜与肾实质紧密粘连，不能剥离并附着一部分肾周围软组织。切面皮髓质广泛破坏，肾结构消失，而为数个大囊腔很薄，该处对光看已透亮，肾盂黏膜粗糙，被覆纤维素性渗出物。

3. 肿瘤

（1）肾母细胞瘤（9-009）

为儿童最常见恶性肿瘤之一，占幼儿恶性肿瘤的 1/5，90%见于 7 岁以下儿童。病变大多数侵犯一侧肾脏，肾体积增大，肿瘤几乎占据全部，大小约 11.0cm×9.0cm×5.0cm，左上角还可见到残留的肾组织，肿瘤周围可见有一假包膜，切面灰白色，质地较细腻。

（2）肾癌（9-010）

肿瘤位于肾的上极，呈圆形突出于肾表面，大小约 6.0cm×4.5cm×4.0cm，切面肿瘤界限清楚，可见有假包膜，由于出血坏死而出现灰白，红黄，橙，棕等多种颜色，有时可有钙化，肿瘤已累及肾盏、肾盂等部位。

（3）膀胱癌（9-011）

膀胱壁明显增厚达 1.8cm，大部分黏膜皱襞已消失，自膀胱黏膜向腔内突出一灰黄色菜花状肿物，表面高低不平。肿瘤浸润膀胱壁并有较宽的基底与膀胱壁紧密相连。

（二）组织切片

§1. 肾

取材：动物的肾。

染色：HE 染色法。

【肉眼观察】

标本呈扇形，浅部深红色是皮质，其中有圆点状散在分布的是肾小体和条纹状的髓放线，中央染色较浅部分是髓质。有的锥体旁有染色深的肾柱，为深入锥体之间的皮质部分。

【低倍镜观察】

1. 被膜　包在肾表面，由薄层致密结缔组织构成。

2. 皮质　由皮质迷路及髓放线两部分相间排列而成。

皮质迷路　由许多散在的圆球形肾小体和着粉红色的肾小管曲部构成。

髓放线　位于皮质迷路之间，由成束的平行排列纵切或斜切的直行小管构成。

3. 髓质：主要由大小不等的泌尿小管（肾小管直行部分、集合管）组成，其中有血管断面。

皮髓交界的较大血管为弓形动脉、静脉；在髓放线之间的血管为小叶间动脉；在髓质内的为直小动、静脉。但无肾小体。

【高倍镜观察】

1. 皮质

（1）肾小体　由血管球及肾小囊组成。肾小囊壁层为单层扁平上皮，脏层紧贴血管表面与毛细血管的内皮分不开，两层之间的空腔为肾小囊腔。

（2）肾血管球　是反复分枝盘曲的毛细血管袢形成的血管球。其中可见毛细血管内的红细胞及白细胞，以及染成紫蓝的杆状内皮细胞核和肾小囊脏层上皮细胞（足细胞）核。一端可见有入球小动脉、出球小动脉出入，此处称为血管极。肾小囊脏层与壁层之间有一明显空隙为肾小囊囊腔，有的肾小囊与近端小管相通，此处为尿极。

（3）近端小管曲部（近曲小管）　又称近曲小管，其断面较多，管径较粗，管壁较厚，管腔较小而不规则，上皮细胞呈锥体形，细胞体积大，细胞界限不清，细胞核圆形，位于基底部。细胞质强嗜酸性，细胞基底部有纵纹，细胞游离面有刷状缘。

（4）远端小管曲部（远曲小管）　断面较近曲小管少，管径较小，管壁较薄，管腔相对较大而规则，由单层立方上皮细胞围成，细胞呈立方形，界限较清楚，胞质嗜酸性弱，着色浅粉红色，细胞游离面无刷状缘，胞核位于细胞中央、核间距离较小。

2. 髓质

（1）细段：由单层扁平上皮构成，管腔小，管壁比毛细血管内皮稍厚，但腔内无血细胞。

（2）集合小管：管腔大，由立方上皮构成，细胞分界清楚；胞质染成粉红色，甚至清亮；细胞核圆形着色深，居中。

乳头管：由高柱状上皮构成，细胞界限清楚。

3. 球旁复合体

（1）球旁细胞：位于入球微动脉内皮外，由中膜平滑肌细胞变成肥大暗淡的上皮样细胞，呈立方形或多边形，体积略大，胞质丰富，细胞核圆形或卵圆形。

（2）致密斑：远端小管靠近肾小体侧的上皮细胞呈高柱状，细胞核密集排列，染色深。

（3）球外系膜细胞：位于出入球微动脉和致密斑之间三角区的一群小细胞，核呈卵圆形，染色较深。

§2. 膀胱

取材：动物的膀胱。

染色：HE 染色法。

【肉眼观察】

标本的一侧表面染成蓝紫色的为黏膜。其下染成粉红色的是其他各层。

【低倍镜观察】

注意区分黏膜,肌层与浆膜。

1. 黏膜 黏膜突向管腔形成许多皱襞。由变移上皮和结缔组织形成的固有层构成。

2. 肌层 很厚,由平滑肌组成,肌纤维大致呈内纵、中环、外纵三层排列,但个层分解不易分辨。

3. 外膜 大部分地方为纤维膜(膀胱顶部是浆膜)。

【高倍镜观察】

1. 黏膜

(1)上皮:为变移上皮,浅层盖细胞体积大;呈矩形,常含 1~2 个圆形核,细胞质游离面胞浆浓缩,染色较深。其下方为 1~2 层梨形细胞,最深层为立方或矮柱状细胞。上皮下方之基膜不清楚。当膀胱内充满尿液时,则上皮变成二、三层细胞。当膀胱空虚时,上皮呈 6~7 层细胞。

(2)固有层:由致密结缔组织构成。

2. 肌层 较厚,由平滑肌束构成,大致可分为内纵、中环、外纵三层。

3. 外膜 此层较薄,若取材膀胱顶部则为浆膜,表面可见一层间皮。其下方疏松结缔组织内含血管、神经,除膀胱顶部其余部分无间皮,为纤维膜。

§3. 输尿管

取材:动物的膀胱。

染色:HE 染色法。

【肉眼观察】

呈圆形,腔小壁厚,腔面不平整。

【低倍镜观察】

输尿管很细,管腔不规则呈星形,管壁由内向外分黏膜、肌层及外膜。

【高倍镜观察】

1. 黏膜 位于输尿管内表面,形成许多纵行皱襞突向腔内,由上皮和固有层构成。

(1)上皮:为变移上皮。

(2)固有层:位于上皮深层,由结缔组织构成,其中有小血管。

2. 肌层 为平滑肌,一般为内环、外纵两层平滑肌。

3. 外膜 由结缔组织构成,为纤维膜,其中含有小血管和小神经束。

(三)病理切片

§1. 急性肾小球肾炎(白 70)

【肉眼观察】

为实质脏器,结构致密,表面光滑。

【低倍镜观察】

大部分肾小球体积增大,肾小球毛细血管丛的间质细胞、内皮细胞肿胀增生,致毛细血管腔变窄或闭塞,毛细血管丛内可见少数白细胞,肾小球的囊腔内有少数脱落的上皮细胞和粉染的蛋白,偶见红细胞。近曲小管上皮细胞肿胀,有的肾小管内有蛋白管型和细胞管型。间质充血、水肿。

§2. 慢性肾小球肾炎（0088）

【肉眼观察】

可见肾组织表面凹凸不平。

【低倍镜观察】

凹陷区有的肾小球体积甚小，有的肾小球已纤维化或呈透明变性，有的肾小球囊壁纤维性增厚，呈新月体或环状体样改变，大部分肾小球发生纤维化（肾小球体积缩小，血管丛内细胞减少，纤维组织增生）和玻璃样变，病变的肾小球多互相靠拢；其所属的肾小管萎缩或消失。间质血管充血，伴有结缔组织增生和淋巴细胞浸润。凸出区的肾小球代偿性增大，所属的肾小管也代偿性扩张，部分小管上皮细胞水肿，管腔内可见蛋白管型。

§3. 慢性肾盂肾炎（0091）

【肉眼观察】

肾盂破坏有脓性分泌物。

镜下观察

部分肾小球纤维化及玻璃样变；肾小管萎缩，腔内有管型似甲状腺滤泡；间质内结缔组织增生，有淋巴细胞及浆细胞浸润。

§4. 肾腺癌（0057）

【低倍镜观察】

癌细胞呈条索状，腺管状，团块状排列，肿瘤细胞之间间质很少，血管丰富。

【高倍镜观察】

癌细胞体积大，多角形，边缘清楚，胞浆清亮淡染，一小圆而深染的细胞核位于细胞的中央或边缘（因癌细胞内含有脂质及胆固醇在制片中溶解）。

四、示　　教

（一）球旁细胞

取材：猫的肾。

染色：Bowie 法（甲基紫-毕布利希猩红染色法）。

【镜下观察】

入球微动脉进入肾小球血管极处，血管壁中膜平滑肌细胞变成上皮样细胞，称为球旁细胞。细胞呈立方形，核大而圆、胞质较多，内含大量紫色的分泌颗粒。肾小管染成红色。

（二）致密斑

取材：动物的肾。

染色：HE 染色法。

【高倍镜观察】

远端小管在靠近肾小体血管极侧的上皮细胞呈高柱状，排列密集，核椭圆形，染色深，密集排列，此即致密斑。

（三）肾血管注射（照片）

先将肾内血液冲洗干净，再注入墨汁，制成切片，用苏木精复染。可见：肾内血管充满黑色的墨汁，结合血管的部位和形态。可了解肾的血管分布。着重观察血管球与入球微动脉及出球微动脉相连。各种细胞核染成蓝色。

(四) 电镜照片

1. **肾小体**（扫描电镜） 足细胞胞体、初级突起、次级突起。
2. **肾的滤过膜** 内皮细胞孔、基膜、足细胞突起、裂孔膜。
3. **近曲小管上皮细胞** 微绒毛、顶浆小泡、顶浆小管、细胞核、质膜内褶、线粒体。
4. **远曲小管上皮细胞** 发达的质膜内褶、褶间胞质内线粒体多而长。

五、病 例 讨 论

【病史摘要】

患者，女性，46 岁，家庭妇女。因体弱、疲乏 2 年余，终日思睡伴恶心、呕吐、食欲缺乏 1 个月入院。2 年前开始出现乏力、身体虚弱，常有低热（体温 38℃左右），且小便逐渐频繁。近 2 个月来，皮肤瘙痒，1 个月前出现终日思睡，感恶心，偶伴呕吐。1 周前气促，呼出气中有氨味。既往从无水肿及泌尿系统病变。曾妊娠 8 次，仅有 1 次为人流，余均为正常足月产。体格检查：慢性病容、嗜睡，面色苍白，体温 37.8℃，脉搏 104 次/min，呼吸 25 次/min，血压 18/10.1kPa。多处皮肤瘙痒抓痕，浅表淋巴结无异常。双肺散在湿鸣音，胸骨柄两侧可闻及心包摩擦音。腹部无异常发现。神经系统检查未引出病理反射。实验室检查：血红蛋白 55g/L，白细胞 8.6×10^9/L，中性粒细胞 0.65，淋巴 0.34。NPN 67.1mmol/L，UA 0.5mmol/L，Cr 265mmol/L，PS 内无色素排出。血培养：无细菌生长。尿液蛋白（＋），比重 1.008，查见白细胞、红细胞及管型。尿培养：大肠杆菌生长。胸片示：两肺野呈不规则片状模糊阴影，以下部多见，心界不增大。肾影稍缩小。入院后予以支持及对症治疗，但体温不退。2 周后体温升高，且不规则，住院期间输血数次，病情无好转。入院后第 22日神志不清，NPN 达 214mmol/L，第 26 日抢救无效死亡。

【尸检摘要】

双肺重 1650g，切面见部分区域实变，但挤压时仅少量液体溢出，镜下见肺淤血、水肿，肺泡腔内大量纤维蛋白及少许单核细胞，特殊染色未查见病原体。心脏 305g，心包上有纤维蛋白附着，心脏各瓣膜未见畸形和赘生物。组织切片检查：心内膜（-），心肌纤维变性，心外膜大量纤维蛋白附着，其间少量淋巴细胞浸润。肾脏：左肾 65g，右肾 75g，双肾表面见大小不一之颗粒状改变，并见多个不规则分布的凹陷性疤痕，切面皮髓质分界不清，肾盂黏膜粗糙。组织切片见多数肾小球纤维化，透明变性，相应肾小管消失代之以大量纤维组织并有多量淋巴细胞及少许中性粒细胞浸润，部分肾小球呈代偿性肥大，相应肾小管高度扩张，管腔内有管型。脑组织重 1450g，脑沟变浅，脑回增宽，小脑扁桃体疝形成，组织切片见部分神经细胞变性，脑水肿。

【讨论】

1. 讨论诊断、死因及疾病发生、发展过程。
2. 请用病理改变解释临床症状。

第二十一章　男性生殖系统及常见疾病

一、概　述

男性生殖系统由睾丸、生殖管道、附属腺及外生殖器组成。睾丸是产生精子和分泌雄性激素的器官。生殖管道包括附睾、输精管、尿道，具有促进精子成熟、营养、贮存和运输精子的作用。附属腺包括精囊腺、前列腺和尿道球腺，它们与生殖管道的分泌物一起参与精液的组成。外生殖器包括阴茎和阴囊。

睾丸为实质性器官，位于阴囊内，左、右各一，扁椭圆形，睾丸后缘是血管、神经、淋巴管等进出的部位。精子在睾丸产生，然后进入附睾。

附睾贴附于睾丸的上端和后缘，由若干紧密排列的弯曲管道构成。附睾有贮存、输送精子和分泌功能，其分泌物能营养精子，使精子进一步成熟，精子需在附睾停留 2~3 周才达到功能上的成熟。

前列腺为实质性器官，形似栗子，位于膀胱下方，包绕尿道起始部。前列腺的分泌物直接排入尿道，参与精液的组成。

二、实 验 要 求

1. 掌握睾丸的组织结构，掌握各期生精细胞的形态特点，精子形成过程，支持细胞和间质细胞形态和功能。能在光镜下分辨几种生精细胞，支持细胞和睾丸间质细胞。
2. 掌握前列腺的一般结构特点。
3. 熟悉附睾的结构特点，区别输出小管与附睾管的结构特点。
4. 了解输精管的组织结构。
5. 绘图：睾丸（生精小管）。

三、实 验 内 容

（一）组织切片

§1. 睾丸

取材：人的睾丸。

染色：HE 染色法。

【肉眼观察】

可见一个大的半圆形断面，是睾丸的一部分切片；在其一侧另有一小的圆形断面，是附睾的切片。睾丸外表面包有一层染成红色的白膜。如切片的部位适宜，则可见此膜在睾丸与附睾相接部位增厚，为纵隔。纵隔内可见一些不规则的细长裂隙即睾丸网。

【低倍镜观察】

1. **被膜**　最外层的间皮是鞘膜脏层部分。中间较厚的染成红色是白膜，由致密的结缔组织构成。深层较疏松且血管丰富，即血管膜。增厚部分为睾丸纵隔，内有直精小管和睾丸网。

2. **实质**　其内有很多不同断面的生精小管。管壁厚，切成各种断面，有的塌陷。由多层大小不一的细胞构成，生精小管之间的结缔组织中血管丰富，并含有成群的间质细胞。

3. 间质 曲精小管之间的结缔组织，内有三五成群的间质细胞。

【高倍镜观察】

1. 生精小管 管壁由生精上皮构成，分为生精细胞和支持细胞两种。生精细胞排列成5～10层，按发育过程有秩序排列。贴近基膜有肌样细胞，呈扁梭形。

（1）精原细胞：紧贴基膜上，细胞较小，呈圆形成椭圆形，细胞核圆形着色较深。

（2）初级精母细胞：位于精原细胞内侧。为数层体积较大的细胞，呈圆形；细胞核圆形较大，呈分裂象。核内有粗大着深蓝色的染色体。常呈有丝分裂状态。

（3）次级精母细胞：位于初级精母细胞内侧。细胞较小，细胞核圆形着色较深。由于次级精母细胞形成后，立即分裂为精子细胞，存在时间短，故不易见到。

（4）精子细胞：靠近腔面，体积较小，细胞核圆形，着色较深。

（5）精子：呈蝌蚪状，头部被染成深蓝色，尾部为淡红色的丝状，成群并以其头部附着于支持细胞顶部或两侧面，尾部朝向管腔。

（6）支持细胞：位于生精细胞之间，其形状难以辨认，核呈三角形或不规则形，长轴与管壁垂直。着色浅，核仁明显。

2. 间质细胞 位于生精小管之间的结缔组织内，三五成群，有时靠近血管，胞体较大，细胞呈圆形或多边形，单个或成群分布；细胞核圆形，着色浅，胞质较丰富，胞质嗜酸性。

3. 直精小管 位于生精小管和睾丸网之间，单层立方上皮构成。

§2. 附睾

【低倍镜观察】

表面有致密结缔组织构成的被膜。实质内有两种管道，输出小管组成附睾的头，其管壁较薄，管腔不平；附睾管组成附睾的体和尾，其管壁较厚，管腔平整。

【高倍镜观察】

1. 输出小管 切成横、斜断面，上皮由矮柱状细胞和高柱状纤毛细胞相间排列而成，故管腔高低不平。基膜外有少量环行的平滑肌。

2. 附睾管 切成横、斜断面。上皮为假复层纤毛柱状上皮，腔面平滑，其中高柱状细胞的游离面具有长的微绒毛，基部有较小的基细胞，管腔规则，基膜外有平滑肌。管腔见许多精子。由附睾头部至尾部，平滑肌逐渐增多。

§3. 前列腺

取材：人的前列腺。

染色：HE 染色法。

【肉眼观察】

一侧表面染色深红为被膜，中央可见一裂隙为尿道前列腺部之横断面。实质为许多大小形状不一的腔隙，即前列腺腺泡腔；其余染红色的是结缔组织和平滑肌，称为隔。

【低倍镜观察】

1. 表面 有致密结缔组织和较多平滑肌组成的被膜，伸入腺实质，构成支架。

2. 腺泡 腺泡大小不一，形态不规则，腺腔较大，可形成皱襞为前列腺被膜内平滑肌收缩所致。

【高倍镜观察】

同一腺泡的腺上皮形态不一，多为单层柱状或假复层柱状上皮，亦可有单层立方上皮。

腔内有染成粉红色的分泌物浓缩成的圆形或椭圆形的前列腺凝固体。导管和腺泡不易区别。一般皱褶较低，管腔较大，上皮为单层立方或柱状。

§4. 输精管

取材：人输精管。

染色；HE 染色法。

【肉眼观察】

标本为输精管横切面，管壁很厚；管腔窄小。

【低倍镜观察】

管壁由黏膜、肌层和外膜组成。

1. 黏膜 上皮为较薄的假复层柱状上皮，固有膜为结缔组织。由于平滑肌收缩至使黏膜突入管腔形成皱襞。管腔不规则。

2. 肌层 厚，由内纵、中环、外纵行平滑肌纤维构成。

3. 外膜 由疏松结缔组织组成。

四、示 教

（一）人精液涂片照片

将人精液涂成薄片，绍氏染色。可见：精子头部呈椭圆形，芝麻粒状，染为蓝紫色，顶体部色稍浅；尾部细长，呈蓝色，占精子全长的大部分。

（二）电镜照片

支持细胞：细胞核、脂滴、线粒体、微丝束。

间质细胞：细胞核、大量的滑面内质网、高尔基复合体、管状嵴的线粒体、胞核多呈三角形或椭圆形，核内染色质少，着色浅，核仁明显。

【复习思考题】

1. 睾丸的组织结构？

2. 各级生精细胞在生精小管的形态特点和位置变化？哪些生精细胞属单倍体细胞？

3. 精子形成过程？

4. 支持细胞和间质细胞形态结构特点和功能？

5. 了解附睾和输精管的结构特点。

6. 解释名词：血-睾屏障、精子形成、精子发生。

第二十二章　女性生殖系统及常见疾病

一、概　　述

女性生殖系统由卵巢、输卵管、子宫、阴道及外生殖器组成，在脑垂体分泌激素的影响下，呈现周期性的变化。

卵巢为实质性器官，主要功能是产生卵细胞，形成黄体，分泌女性激素，调节女性生殖系统的功能状态。卵巢从青春期开始每月都有一批卵泡发育，其中之一发育成熟并排卵，通常左右卵巢交替排卵。绝经期后卵巢逐渐退化，女性激素分泌减少。

输卵管为连接卵巢和子宫的肌性管道，捕获并输送从卵巢排出的卵细胞。输卵管分漏斗部、壶腹部、峡部和子宫部，其中壶腹部是受精的部位。如果卵细胞能受精，则受精卵移至子宫内继续发育，如果卵细胞未受精，则在输卵管内退化死亡。

子宫为产生月经及孕育胎儿的肌性器官。在卵巢激素的作用下，子宫内膜出现月经周期的变化，从增生期子宫内膜增生修复，到分泌期子宫内膜增厚分泌旺盛，再到月经期子宫内膜脱落出血月经来潮。

阴道是排出月经的通道及分娩胎儿的产道。外生殖器包括阴阜、大阴唇、小阴唇、阴蒂、阴道前庭及前庭球腺等。乳腺产生乳汁，哺育婴儿，其发育和机能活动与女性生殖系统密切相关。

女性生殖系统的基本病变包括组织增生或萎缩、炎症、肿瘤等。本章重点学习生殖系统和乳腺的肿瘤。

二、实　验　要　求

1. 掌握卵巢的一般结构及各级生长卵泡的形态结构。
2. 掌握黄体的结构特点。
3. 掌握子宫内膜的结构特点，能在光镜下辨认子宫内膜增生期和分泌期的结构。
4. 熟悉乳腺静止期的结构特点。
5. 了解输卵管的组织结构。
6. 了解胎盘的结构及功能。
7. 掌握子宫颈癌的病变特点。
8. 掌握葡萄胎的病变特点。
9. 掌握乳腺癌的病变特点。
10. 绘图：卵巢、子宫、乳腺癌、葡萄胎。

三、实　验　内　容

（一）大体标本

【观察标本】

1. 子宫疾病

（1）宫颈癌（10-001）

子宫颈癌大体分四型：①外生菜花型：癌组织向子宫颈表面生长或向宫口突出，形成乳头状，菜花状突起，切面灰白色；②内生浸润型：癌组织向子宫颈深部生长，外突不明显，一侧宫颈增厚变硬，临床检查容易漏诊；③糜烂型：外观与宫颈糜烂相似，病灶黏膜潮红、呈颗粒状，质脆；④溃疡型：癌组织往深部浸润，表面有大片坏死脱落，形成溃疡。该标本子宫颈阴道部完全被癌组织所代替，癌组织主要向外生长，呈灰白色，细颗粒状。

（2）子宫内膜癌（10-0001）

由子宫内膜上皮细胞发生的恶性肿瘤，常呈息肉状、乳头状、菜花状凸向子宫腔，色灰白、质脆，不同程度向子宫壁肌层浸润。

（3）子宫平滑肌瘤（10-003）

子宫平滑肌瘤是女性生殖系统最常见的良性肿瘤。肿瘤多发生于子宫肌层，部分可位于黏膜下或浆膜下，脱垂于子宫腔或子宫颈口。标本为成人手拳大的子宫，已切开暴露，附带两侧附件，切面见子宫壁肌层有一大小约 5.0cm×2.5cm 的肿瘤，有包膜与周围组织分界清楚，切面灰白色，切面由纵横交错的平滑肌束构成，有的呈漩涡状排列。

（4）子宫平滑肌母细胞瘤（10-006）

已切开增大的子宫一个，宫腔内被一椭圆形肿瘤组织占据，肿瘤包膜尚完整，切面灰褐色，由纵横交错的平滑肌来构成，多呈漩涡状排列，粗糙，子宫肌层亦可见数个大小不等相同的结构，类似肿瘤。

2. 外阴白斑癌变（10-002）

外阴组织一块，约 15.0cm×15.0cm 左右，其中央约 4.0cm×5.0cm 大小组织白斑癌变，突出于皮肤表面，其表面有部分出血坏死与周围组织分界清楚。

3. 滋养层细胞疾病

（1）葡萄胎（10-010）

葡萄胎又称水泡状胎块，是胎盘绒毛的一种良性病变，表现为患者子宫明显增大，与正常孕龄不符，宫腔内充满病变绒毛，绝大多数葡萄胎发生并局限于宫腔内，不入侵肌层。标本子宫显著增大，肌壁变薄，宫腔内充满成串的灰白色半透明的水泡，状如葡萄，两侧卵巢均增大，呈囊状，为黄素囊肿。

（2）恶性葡萄胎（10-010）

成人拳头大子宫一个，附带一侧附件，宫腔已被肿瘤组织所占据，宫腔内的水泡状绒毛向子宫肌层浸润，引起子宫肌层出血坏死，形成蓝紫色的坏死结节。瘤组织表面见大小不等，不成串的小水泡，半透明葡萄状。

（3）绒毛膜上皮癌（10-013）

子宫增大，在子宫底部有一向宫腔内突出的肿物，约蚕豆大小，较松软，灰红色，卵巢内有黄素囊肿。

4. 卵巢肿瘤

（1）卵巢浆液性囊腺瘤（10-0002）

卵巢浆液性囊腺瘤来源于卵巢表面被覆的腹膜间皮细胞，根据其形态及生物学特点可分为良性、交界性及恶性。标本为良性浆液性囊腺瘤圆形，由单个囊腔组成，囊壁光滑，囊内含有清亮液体。

（2）卵巢黏液性囊腺瘤（10-0003）

卵巢黏液性囊腺瘤来源于卵巢表面被覆的腹膜间皮细胞，与浆液性囊腺瘤一样可分为良性、交界性及恶性。标本为良性黏液性囊腺瘤，由多个大小不一的囊腔组成，囊壁光滑，腔内充满富于糖蛋白的黏稠液体。

（3）卵巢纤维瘤（10-0004）

卵巢纤维瘤为常见的卵巢性索间质肿瘤，起源于原始性腺中的间质组织。标本可见肿瘤体积较大，具有完整包膜，表面凹凸不平，实性，质韧；切面灰白色，可见纵横交错条纹，部分组织出现囊性变、钙化等现象。

5. 畸胎瘤（10-0005）

畸胎瘤属于生殖细胞肿瘤，来源于生殖细胞，具有向体细胞分化的潜能，大多数肿瘤含有两个或三个胚层组织成分。肿瘤表面光滑，有完整包膜；切面呈囊状，内壁光滑，其内有各胚层的成熟组织，皮肤、毛囊、软骨、消化道上皮等。

6. 乳腺癌（10-0006）

乳腺癌常发于 40～60 岁妇女，半数以上发生于乳腺的外上象限，其次为中央区和其他象限。肉眼观肿瘤突出于皮肤，形状不规则，中央有坏死脱落呈溃疡，肿物周围皮肤皱缩呈"橘皮样外观"。切面见瘤组织形状不规则，灰白色，质硬，无包膜，与周围组织分界不清。

7. 胎盘

胎儿的丛密绒毛膜与母体的底蜕膜共同组成。对照模型弄清绒毛主干、绒毛、胎盘隔、绒毛间隙的位置和相互关系。

（1）2 个月人胚绒毛膜标本：为一胚囊，只能看到外表的绒毛膜，看不到里面的胚胎。在绒毛膜表面均能看到绒毛的突起，此时尚不能区分平滑绒毛膜与丛密绒毛膜。

（2）4 个月胎儿和胎膜：标本的羊膜保持完整，其一侧有厚的绒毛膜包裹为丛密绒毛膜，已形成为胎盘。大部为透明的羊膜，仅在丛密绒毛膜的周边见到少部分无绒毛的平滑绒毛膜。通过羊膜可见浸泡在羊水中的胎儿与脐带。

（3）足月人胚胎盘标本：为圆盘状。一侧光滑，连有脐带，表面覆盖着羊膜为胎儿面。另一侧表面粗糙为母体面，为底蜕膜构成，可见约 20 个大小不等的分区，称为胎盘小叶。

（二）组织切片

§1. 卵巢

取材：猫的卵巢。

染色：HE 染色法。

【肉眼观察】

标本为卵圆形，着紫红色。周围部为较厚为皮质，其中可见大小不等的卵泡，是发育中的卵泡。中央着色较浅的狭窄部分为髓质。切片一侧与卵巢系膜相连处为卵巢门。

【低倍镜观察】

卵巢表面覆盖有单层立方形或扁平状的上皮，其深面是致密结缔组织构成的白膜。皮质在外周，含有不同发育阶段的卵泡，黄体，白体，这些结构之间有的特殊的结缔组织中含有网状纤维和大量梭形细胞。髓质在卵巢的中央，由疏松结缔组织构成，内含丰富的血管、淋巴管。

【高倍镜观察】

1. 原始卵泡　位于皮质浅层，数量很多，体积小，排列成群。中央有一个较大的初级卵母细胞和周围一层扁平的卵泡细胞构成。初级卵母细胞位于卵泡中央，大而圆，细胞核圆形，染色质细小分散，染色浅，核仁明显，胞质嗜酸性。

2. 初级卵泡　位于原始卵泡的深层，由原始卵泡发育而来，卵泡体积较原始卵泡大。

（1）初级卵母细胞：体积增大。

（2）卵泡细胞：由扁平形变成立方形和柱状，双层至多层。并在多层卵泡细胞间出现一些小腔隙，内有少量卵泡液。

（3）放射冠：紧贴卵母细胞周围的一层，呈放射状排列的主状卵母细胞。

（4）透明带：其周围出现均质、着鲜红色的。

3. 次级卵泡 由初级卵泡继续发育增大而成，体积更大。

（1）卵泡腔：卵泡细胞之间的腔隙汇合成一个大的，内充满卵泡液。

（2）卵丘：因卵泡液增多和卵泡腔扩大，将初级卵母细胞与周围的一些卵泡细胞挤到卵泡腔的一侧，形成一个凸入卵泡腔的隆起为卵丘。由初级卵母细胞与周围的一些卵泡细胞组成。紧贴卵母细胞的结构为透明带，紧贴透明带的一层卵泡细胞呈柱状整齐排列成放射状，为放射冠。

（3）颗粒层：构成卵泡壁的数层密集排列的卵泡细胞。

（4）卵泡膜：分为内、外两层，内层含较多的多边形细胞和血管。外层为结缔组织，内有平滑肌纤维。

4. 近成熟卵泡 体积非常大，且接近卵巢的表面，卵泡腔非常大，颗粒层变薄。透明带增厚，放射状与周围的卵泡细胞间出现裂隙。

5. 闭锁卵泡 卵泡闭锁可发生于卵泡发育的任何阶段，形态差异大，其表现为卵母细胞核固缩或消失，透明带皱缩或不规则形并与周围的卵泡细胞分离，卵泡壁的卵泡细胞凋亡，卵泡内出现巨噬细胞等。

6. 黄体 为圆形的淡红色的细胞团，内部多为粒黄体细胞，细胞较大呈多角形，着色较浅，胞核圆形，染色较深。膜黄体细胞体积较小，着色较深多位于周边。两种黄体细胞的胞质内都含有黄色类脂颗粒，因制片时类脂颗粒被溶解而呈空泡状。

7. 间质腺 间质腺细胞排列成团索状，细胞较大，呈多边形，细胞核圆形，胞质染色浅，含空泡状脂滴。

§2. 子宫增生期

取材：人的子宫。

染色：HE 染色法。

【肉眼观察】

染成紫色的部分是内膜，染成红色很厚的部分是肌层。

【低倍镜观察】

1. 内膜 上皮为单层柱状上皮，因取材、制片，大部分脱落不见，固有膜为特殊结缔组织，较厚，内含大量星形细胞，可见子宫腺各种断面，且出现一些弯曲，可见被切成若干扁圆形的螺旋动脉。

2. 肌层 厚，为平滑肌，肌束排列方向不一致，分层不清，肌束之间有大量的结缔组织和丰富的毛细血管。

3. 外膜 最外表面，大部分为浆膜。

【高倍镜观察】

着重观察内膜。

1. 上皮 为单层柱状上皮，由纤毛细胞和分泌细胞组成。

2. 固有层 由结缔组织组成，内含有大量梭形的基质细胞，大量的淋巴细胞及夹杂其间有粒白细胞、巨噬细胞等。

3. 子宫腺 较直，断面较少，腺腔较小且无分泌物，腺上皮与内膜上皮相同，亦为单层柱状。

4. 基质细胞 数量多，呈梭形或星形，细胞界限不清楚，核较大为卵圆形，色深。

§3. 子宫分泌期

取材：人的子宫。

染色：HE 染色法。

【肉眼观察】

标本为长方形，一端染成紫色为内膜，其余染成红色为肌层。

【低倍镜观察】

与增生期子宫内膜对比，分泌期的内膜有如下改变：

1. 内膜 较增生期增厚，呈海绵状。

2. 子宫腺 扩张、弯曲、腺腔扩大，断面呈星形，腔内有分泌物储存。

3. 血管 镜下可见成串的小动脉横断面，为弯曲走行伸入到内膜浅层的螺旋动脉。

【高倍镜观察】

着重观察内膜。注意与增生期比较。

1. 子宫内膜 更厚。

2. 子宫腺 数量多，增长、弯曲、腺腔扩大，腔内有分泌物。

3. 螺旋动脉 数量较多，成群分布，腔大，壁薄（充血）。

4. 基质细胞 分裂增殖，胞质含脂滴，成为前蜕膜细胞。

5. 固有层水肿 可见结缔组织空隙增大。

§4. 乳腺（静止期）

取材：动物的乳腺。

染色：HE 染色法。

【肉眼观察】

标本一侧呈蓝紫色的为表皮，在粉红色的组织中可见散在的着蓝紫色的小团状结构为乳腺小叶，着色浅的是脂肪组织。

【低倍镜观察】

大部分是结缔组织，含脂肪细胞，乳腺小叶分散，小叶间为致密结缔组织，内含小叶间导管，小叶内腺泡较少，难以与导管区分。

【高倍镜观察】

小叶内腺泡稀少，腺泡上皮为单层立方或柱状，腺腔狭窄或不明显，与小叶内导管难以分辨。小叶间导管和总导管腔较大，由单层柱状到复层柱状上皮组成。

§5. 输卵管

取材：人的输卵管。

染色：HE 染色法。

【肉眼观察】

管腔内有许多皱襞，腔面染成紫蓝色的部分为黏膜。

【低倍镜观察】

管壁由黏膜、肌层和浆膜构成。重点观察黏膜，其皱襞发达，高且分支突入管腔。

【高倍镜观察】

1. 黏膜　表面为单柱状上皮，纤毛细胞较大，弱嗜酸性，纤毛不太明显。分泌细胞夹于纤毛细胞间，较小，嗜酸性较强。固有层为薄层疏松结缔组织。

2. 肌层　为内环、外纵两层平滑肌。

3. 外膜　为浆膜。

（三）病理切片

§1. 子宫颈鳞状细胞癌（00113）

【低倍镜观察】

组织一侧被覆鳞状上皮，另一侧为癌组织，癌组织呈片状或巢状，癌细胞为多角形或卵圆形，部分癌巢内见有角化珠形成，胞核染色较深，大小不等，核分裂象多见，近表面处的癌组织坏死，癌组织已侵入肌层，间质有淋巴细胞及嗜酸性粒细胞浸润。

§2. 葡萄胎（0064）

【肉眼观察】

切片中可见大小不等的空泡，为肿大胎盘绒毛。

【低倍镜观察】

胎盘绒毛体积显著增大，绒毛间质高度水肿，血管消失。滋养叶上皮（合体细胞和朗汉斯巨细胞）增生，与子宫壁相接处有纤维素及少量蜕膜组织。

§3. 绒毛膜上皮癌（0067）

【肉眼观察】

在切片中之紫蓝色区为癌组织。

【低倍镜观察】

癌组织已侵入子宫肌层内。

【高倍镜观察】

癌组织由两种细胞组成。一种为圆形、卵圆形或多角形细胞，分界清、核大、圆形、核仁清楚似朗汉斯巨细胞；另一种细胞形态不规则，胞浆红染，分界不清，多核，深染，似合体细胞；两种细胞混合存在，以前者为主，核分裂象易找到，癌组织有坏死。

§4. 乳腺癌（粉刺癌、浸润性导管癌）（0032、00001）

乳腺癌是来自乳腺终末导管小叶单元上皮的恶性肿瘤，根据癌细胞侵袭范围可分为非浸润性癌和浸润性癌。其中浸润性导管癌约占乳腺癌70%，由导管内癌发展而来，为最常见的乳腺癌类型。

【低倍镜观察】

乳腺导管正常细胞结构消失，被肿瘤细胞取代。肿瘤细胞排列成实性、乳头状或筛状，若导管基膜完整，属于导管内癌，管腔中含有坏死物时称为粉刺癌。部分受累导管中的癌细胞突破基膜，浸润间质，此时属于浸润性导管癌，间质中的癌细胞可成巢状、条索状或伴有少量腺体样结构。间质纤维组织可有增生、炎症细胞浸润。

【高倍镜观察】

癌细胞大小及形态各异，细胞质丰富。核大呈空泡状，可见病理性核分裂象及瘤巨细胞。

四、示　教

1. 卵泡电镜照片　卵母细胞、透明带、放射冠。

2. 黄体细胞电镜照片　少量粗面内质网、大量滑面内质网、管状嵴线粒体、脂滴和游离核糖体。

3. 子宫上皮细胞电镜照片　粗面内质网、高尔基复合体、线粒体、分泌颗粒、微绒毛。

五、病例讨论

【病史摘要】

患者，女性，43 岁。入院前 9 个月生小孩后一直阴道不规则流血，白带多且有臭味，伴下腹痛及排便时疼痛，日渐消瘦。体格检查：全身明显消瘦，宫颈凹凸不平，变硬，表面坏死，阴道穹窿消失，双附件（－）。入院后行放射治疗，但病情进行性恶化，于入院后 4 月余死亡。

【尸检摘要】

恶病质，子宫颈为坏死腐烂之瘤组织代替，向下侵及阴道穹窿；向上侵及整个子宫；向前侵及膀胱后壁，致双输尿管受压，右侧更甚；向后侵及直肠；向两侧侵及阔韧带，并与子宫穿通。子宫、直肠、膀胱、输尿管紧密粘连成团并固定于盆腔壁，左髂及主动脉淋巴结肿大，发硬呈灰白色。肝及双肺表面和切面均见大小不等、周界清楚之灰白色球形结节。左肾盂扩大，为 5.0cm×2.8cm，皮髓质厚 1.6cm，有轻度充血；右肾盂显著膨大成囊，切开有液体流出。肾皮髓质厚 1.2cm，输尿管变粗，横径 1.2cm，积液。左耳下区有 5.0cm×3.5cm 大小的病灶，切开有黏稠的脓液及坏死组织，未见清楚的脓肿壁，此病灶与表面皮肤穿通，形成窦道。左侧扁桃体稍大，左咽侧壁与左耳下病灶穿通。右足及小腿凹陷性水肿。取子宫颈、肝、肺病灶镜检，见肿瘤组织呈条索状或小团块状排列，瘤细胞大小不等，核大、深染，易见病理性核分裂象，有的区域瘤细胞向鳞状上皮分化，但未见角化珠，间质多，有淋巴细胞浸润。

【讨论】

1. 疾病的发生发展过程及其相互关系是什么？
2. 解释病人出现的症状和体征。

【复习思考题】

1. 试述卵巢的结构和功能。
2. 卵泡发育分哪几个阶段？生长卵泡指的是什么？
3. 黄体是怎样形成的？其结构、功能和转归如何？
4. 在月经周期中子宫内膜会发生什么变化？这些变化和卵巢有什么关系？
5. 乳腺静止期的结构特点及输卵管的组织结构。
6. 胎盘绒毛构造如何？有什么功能？
7. 子宫颈癌的病理发展过程共经历了哪几个阶段?各阶段相应的病理变化有何特点？
8. 比较葡萄胎、侵蚀性葡萄胎、绒毛膜癌这三种疾病的异同。
9. 简述乳腺癌的分类及病理特点。
10. 解释名词：透明带、排卵、黄体、月经周期、葡萄胎、纳博特囊肿、粉刺癌。

第二十三章　传染病与寄生虫病

一、概　　述

传染病是一组由细菌、病毒、真菌等特殊病原微生物引起的能在人与人、动物与动物或人与动物之间相互传播的一类疾病，其流行须必备传染源（能排出病原体的人或动物）、传播途径（病原体传染他人的途径）、易感人群（对该种传染病无免疫力者）三个环节。

结核病是由结核杆菌所引起的一种慢性肉芽肿性病，以渗出、结核结节增生、干酪样坏死为基本病理改变，可累及全身器官，以肺结核最为常见。

伤寒是由伤寒杆菌引起的全身单核巨噬细胞系统增生的急性传染病，以回肠末端淋巴组织病变最为突出。巨噬细胞吞噬红细胞或组织碎片等形成特征性的伤寒细胞，伤寒细胞局部聚集成团形成肉芽肿性病变-伤寒小结。

细菌性痢疾是由痢疾杆菌引起的一种纤维素性肠炎，病变多局限于结肠，尤以乙状结肠和直肠为重。急性炎症以结肠黏膜表面纤维素渗出和假膜形成为主，慢性炎症符合一般慢性非特性炎症的特点。

寄生虫病是寄生虫作为病原引起的疾病，可在人与动物之间进行传播，其流行具有地域性、季节性和自然疫源性，大多呈慢性过程。寄生虫对宿主的影响和损害包括夺取营养、机械性损伤、毒性作用和免疫性损伤。阿米巴病是由溶组织内阿米巴原虫致病，主要引起结肠、肝、肺等器官的液化性坏死，形成溃疡或脓肿等病变。血吸虫病由血吸虫寄生于人体引起，以虫卵沉积并诱发免疫反应所引起的损害最为严重，主要病变是虫卵引起肝与肠的肉芽肿形成。

二、实 验 要 求

1. 掌握结核病的基本病变及转化规律。
2. 掌握原发性、继发性结核病的病变特点。
3. 熟悉常见的肺外结核、伤寒、细菌性痢疾、麻风的病变特点。
4. 熟悉血吸虫病的肝、肠病变。
5. 绘图：肺结核、伤寒。

三、实 验 内 容

（一）大体标本

【观察标本】

1. 肺结核病

（1）原发性肺结核病（肺原发综合征）（11-002）

右肺中叶近胸膜处有一黄色的干酪样坏死灶（原发病灶），肺门淋巴结肿大，约黄豆大小，切面呈黄色，为干酪样坏死（肺门淋巴结结核）。

（2）粟粒性肺结核（11-A002）

肺表面及切面见分布均匀、粟粒大小之结核结节，结节境界多数清楚，切面上部分肺组织海绵状结构消失，呈灰黄色实性的干酪性肺炎的改变。

（3）局灶型肺结核（11-0001）

局灶型肺结核是继发性肺结核的早期表现，常发生于肺尖下 2.0～4.0cm 处，病灶直径 0.5～1.0cm，圆形，界限清楚，中央有灰黄色干酪样坏死。

（4）浸润型肺结核（11-0002）

临床上最常见的活动性、继发性肺结核，多由局灶型肺结核发展而来。常见于肺尖部，干酪样坏死物液化后经支气管排出，局部形成急性薄壁空洞，洞壁可见部分灰白略带黄色干酪样坏死物，内含大量结核杆菌。

（5）急性空洞性肺结核（11-003）

胸膜轻度增厚，并有纤维素性渗出物，可见粟粒大至绿豆大灰黄色的结核病灶。切面见上叶上部有一约 2.5cm×1.5cm 大小之空洞，空洞边缘不整齐，内壁附有干酪样坏死物。切面的其余部分见大小不等的灰黄色结核病灶，多数境界较模糊，病灶在上叶分布较密集，甚至融合成片，在下叶较稀疏。

（6）慢性纤维空洞型肺结核（11-0003）

急性空洞经久不愈，可发展为慢性纤维空洞型肺结核，因病变空洞与支气管相通，成为结核的主要传染源。肺内可见多发性厚壁空洞，大小不等，形态不规则，壁厚可达 0.5cm，内壁附有干酪样坏死物，其外有较厚的结核性肉芽组织和增生的纤维组织。肺切面可见灰黄色、散在的经支气管播散的病灶。肺膜增厚，切面灰白色，半透明。整个肺组织因大量纤维组织增生而变实变硬。

（7）肺结核瘤（11-004）

右肺上叶的胸膜下有 2.5cm×2.0cm×2.0cm 黄白色球形病灶，境界清楚，中心有干酪样坏死与肺的支气管相连接。其周围肺组织有两个小病灶。

（8）干酪性肺炎（11-0004）

干酪性肺炎可由浸润型肺结核恶化进展而来，也可由空洞内细菌经支气管播散而致，患者多病情危重。肺叶肿大变实，肺表面及切面均有大量点状干酪样坏死灶，灰黄色、略微突起，部分病灶相互融合成片。

2. 肺外器官结核病

（1）淋巴结结核（11-001）

本标本为一组肠系膜淋巴结结核，淋巴结普遍肿大，互相粘连（有的与肠管粘连）切面呈无数黄白色的结核结节，大部分已发生干酪化。

（2）肠结核（11-006、111-008）

两标本皆为回盲部肠结核，即靠近回盲部，回肠因结肠而使肠壁明显增厚约 1.0～1.5cm，致肠腔狭窄，病灶中心已发生干酪样破溃，可见散在干酪样物质。局部肠系膜淋巴结肿大，局部浆膜面有散在绿豆大灰白色的结核病灶。

（3）溃疡型肠结核并肠狭窄（11-007）

肠黏膜面见有 10.0cm×6.0cm 及 5.0cm×3.0cm 大小的两个溃疡，溃疡边缘不整齐，互相融合为一巨大环形溃疡，于末端同时伴有结核增生致肠壁增厚的溃疡疤痕收缩引起肠狭窄，导致上段肠管极度扩张。

（4）肾结核（11-009～11-0016）

以上八个标本从病灶性肾结核到空洞性肾结核过渡的各个阶段，在肾结核早期于肾之切面上显示，在皮质或皮髓质交界处，可见到境界明显的结核病灶，其中有黄白色干酪样坏死物质。此外在肾表面可见散在的大小不一的结核结节，肾结核晚期见肾之切面可见数个大小空腔，空腔有大有小，深浅不一，边缘不清，内壁凹凸不平，空腔内壁附着有黄白色干酪样坏死物质，肾结构明显破坏甚至成为一空壳。

（5）结核性脑膜炎（11-020）

脑底部的结核病变较明显，见脑底部脑膜混浊不清且增厚，以视神经交叉处为显著，仔细观察可见数个淡黄色粟粒大小结节，散布于脑底部之脑膜。他处脑膜混浊，无光泽，血管扩张充血，余无明显改变。

（6）心脏结核（11-0005）

心脏切面可见心包膜显著增厚，脏壁两层完全粘连在一起。心脏底部、大血管周围及部分心肌有大量干酪样坏死灶。

3. 伤寒病

肠伤寒（11-017）

回肠下段见有五个圆形及椭圆形的溃疡，边缘高起而整齐，其底部坏死物质完全脱落，溃疡长轴与肠管长轴平行，在近回盲部一个较大的溃疡底部，尚见有坏死组织，肠腔面散在有绿豆大小灰白色隆起病灶，为孤立淋巴结的改变。

4. 阿米巴疾病

（1）阿米巴性结肠炎（11-018）

结肠一段，黏膜可见无数圆形或椭圆形溃疡。溃疡中心凹陷，表面有灰黄色坏死物，边缘隆起，状如纽扣。溃疡之间黏膜尚正常。切面见溃疡较深，口窄底宽呈烧瓶形状，底部及边缘附有絮状坏死物。

（2）阿米巴肝脓肿（11-019）

肝脏切面可见 6.0cm×3.0cm 不规则脓腔，腔内含有咖啡色坏死物，腔壁内粗糙不平，有未彻底坏死的组织附着，形如破絮，脓肿壁外有厚层之纤维组织包绕，脓肿周围肝组织被挤压。

（3）阿米巴痢疾（肠阿米巴病）（11-0006）

是溶组织内阿米巴大滋养体所导致的以结肠壁液化性坏死为特征的寄生虫疾病，主要病变部位在盲肠、升结肠，其次为乙状结肠和直肠。结肠黏膜表面可见大量坏死，坏死组织脱落后形成大小不等、边缘不整的圆形或椭圆形的溃疡，坏死组织呈破棉絮状，灰黄色，较松软，小溃疡呈虫蚀状。

（4）阿米巴性肝肺联合"脓肿"（11-0007）

本例肝脏与肺脏粘连在一起，肝切面组织内可有不规则的空腔，空腔内可见很多灰黄色破棉絮状物质，病灶穿破膈肌到达右肺下叶，肺内也形成"脓肿"样病灶，其主要的病理改变为阿米巴原虫所释放出的溶组织酶引起的液化性坏死。

(二) 病理切片

§1. 结核病

§1.1　淋巴结结核（00014）

在淋巴结内有典型的结核结节，中心为干酪样坏死，其外层上皮细胞及朗格罕斯巨巨细胞，其中夹杂有淋巴细胞，结节周围可见残存的正常淋巴组织。

§1.2 急性干酪样肺炎（00115）

【低倍镜观察】

肺组织内见大小不等、境界不清的结核病变。

【高倍镜观察】

病灶中部是干酪样坏死，坏死物系肺组织及渗出物坏死崩解而形成，呈红染无结构的颗粒状，在部分坏死区内可见残存的核碎片；在坏死区周围的肺泡内充满尚未发生坏死的渗出物，渗出物由浆液、纤维素、大单核及淋巴细胞构成，并有少量中性白细胞，一般看不到上皮样细胞及朗汉斯巨细胞；仅在极个别区域，可见由这几种细胞构成的结核结节。肺泡壁毛细血管扩张充血，间质有大单核及淋巴细胞浸润，小支气管腔内亦有上述炎性渗出物，并见管壁有炎性细胞浸润。

§1.3 空洞性肺结核（00107）

【高倍镜观察】

空洞壁为三层，内层为干酪样坏死物，其中有大量结核杆菌，中层为结核性肉芽组织外层为增生的纤维组织。

§2. 细菌性痢疾（00108）

【高倍镜观察】

受累肠壁黏膜下层充血水肿，肠腔可狭窄，中性白细胞浸润，黏膜上皮脱落形成糜烂，由大量渗出的纤维素与坏死组织，中性白细胞共同凝集形成假膜。

§3. 伤寒

§3.1 肠伤寒（00111）

【低倍镜观察】

回肠两侧尚残存少许正常黏膜腺体，中央大部分黏膜坏死脱落，黏膜下层淋巴组织内组织细胞增生，肠壁各层充血，水肿及弥漫性单核细胞浸润。

【高倍镜观察】

增生的组织细胞为圆形，胞浆丰富，细胞核圆形，淡染，胞浆内有吞噬物，称"伤寒细胞"。由伤寒细胞构成的结节状病灶叫"伤寒小结"。

§3.2 淋巴结伤寒（00001）

淋巴结内可见较多巨噬细胞，胞体较大，胞浆丰富，染色淡，核圆形或肾形，常偏于胞体的一侧。部分巨噬细胞胞浆中吞噬有淋巴细胞或组织碎片等，称为伤寒细胞。伤寒细胞聚集成团，称为"伤寒小结"。

§4. 阿米巴痢疾（00002）

结肠黏膜部分坏死，坏死组织的边缘和黏膜下层（靠近肌层处）可找见大量阿米巴大滋养体，大滋养体体积大、圆形、胞浆丰富，胞浆内可见糖原空泡，可吞噬红细胞或淋巴细胞。

§5. 肝血吸虫病（00003）

血吸虫虫卵随门静脉血流到达肝组织内，沉积于门管区，形成急慢性虫卵结节。急性虫卵结节在虫卵表面可见放射状嗜酸性的棒状体（抗原抗体复合物），周围是一片无结构的颗粒状坏死物质，大量嗜酸粒细胞浸润，又称"嗜酸性脓肿"。急性虫卵结节经过 10 余天逐渐发展为慢性虫卵结节，结节中央多为死亡虫卵或虫卵碎片，有些已发生钙化，虫卵周围有大量类上皮细胞和炎细胞浸润（如淋巴细胞、单核细胞），并有明显的纤维组织增生和多核异物巨细胞反应。这些病理改变从形态结构上很像结核结节，所以又称"假结核结节"。

【复习思考题】

1. 原发性肺结核与继发性肺结核的病变特点有何不同？

2. 肠伤寒、细菌性痢疾两种疾病主要累及肠道，试比较其肠道病变特点及受累部位有何不同。

3. 流行性脑脊髓膜炎、流行性乙型脑炎及结核性脑膜炎在病变性质、侵犯部位，临床表现及预后方面有何区别？

4. 继发性肺结核各型之间的关系如何？

5. 试比较结核、伤寒、阿米巴、细菌性痢疾、血吸虫所致肠道病变的异同。

6. 解释名词：结核结节、干酪样坏死、肺结核原发综合征、结核瘤、伤寒结节、假膜

四、病 例 讨 论

病例一

【病史摘要】

患儿，女性，6岁。因高热、头痛、嗜睡4天，抽搐、不语3天，昏迷1小时于1957年8月8日入院。患儿于入院前4天出现高热、头痛、嗜睡，3天前开始抽搐，不语，3小时前出现昏迷。未注射过预防针。体格检查：呈昏迷，体温40.4℃，脉搏120次/min，呼吸40次/min，血压14.4/8.8kPa，颈强直，对光反射迟钝，膝腱反射消失，布鲁津斯基征（+），凯尔尼格征（+）。心、肺、腹（-）。实验室检查：脑脊液中有白细胞0.098×10^9/L，其中淋巴细胞90%，蛋白（-）。入院后经对症及支持治疗无效于入院后10小时死亡。

【尸检摘要】

身高115cm，发育、营养尚可，唇、指发绀。扁桃体大，有黄白色渗出物覆盖，镜下见中性粒细胞浸润；右肺200g，左肺180g，肺血管扩张充血，部分气管腔内有分泌物，支气管壁有中性粒细胞浸润，部分肺泡腔内有淡红色无结构的物质充填。肝680g，表面和切面呈红色与黄色相间，部分肝细胞细胞质呈空泡状，并将细胞核挤压变形。小肠腔内有数十条蛔虫。脑1450g，脑和脊髓有弥散性胶质细胞增生及小结节形成，血管套现象，神经细胞变性及软化灶形成，脑组织之病毒分离阳性。

【讨论】

1. 死者患有哪些疾病？其诊断依据是什么？

2. 其死亡原因是什么？

病例二

【病史摘要】

患儿，女性，6岁。因发热伴畏寒、呕吐、抽搐、两侧胁部疼痛3天，于1986年8月13日入院。体格检查：急性重病容，颈项强直，瞳孔对光反射迟钝，双肺呼吸音粗糙，心率快。腹壁反射（+），膝腱反射（+），凯尔尼格比（+）。左肘部和左膝部有创面，已结痂。实验室检查：外周血白细胞20.3×10^9/L，其中中性粒细胞0.89，淋巴细胞0.07，嗜酸粒细胞0.01，单核细胞0.03。脑脊液：蛋白（+），糖（++），细胞0.575×10^9/L，其中中性粒细

胞 0.96。尿液检查：红细胞（++），上皮细胞（+），脓细胞（+）。X 线检查示：双肺纹理增多。临床诊断：乙型脑炎？脓毒血症？入院后经抗感染、对症和支持治疗等。死亡前昏迷，呕吐 6～7 次，发绀，治疗无效于入院后 18 小时死亡。

【尸检摘要】

死者身高 103cm；右肺 230g，左肺 190g，双肺散在暗红色实变区，大小 0.2cm×（0.3～2.0）cm×2.0cm，光镜下见此区肺组织结构的轮廓保存，但细胞核固缩、碎裂、溶解，大量红细胞充填于肺泡腔和支气管腔内。这种病变区的中央或边缘见直径 0.1cm，呈灰白色或黄白色区，光镜下可见组织结构破坏，代之以大量中性粒细胞浸润，并查见革兰阳性球菌。心脏 90g，右心室前壁脏层心包增厚，呈灰白色。肝 620g，表面和切面呈暗红色与淡黄色相间，亦见多个直径 0.1～0.3cm 的黄白色、圆形或卵圆形病变，镜下见大部分肝细胞胞浆呈空泡变，卵圆形病变区肝组织结构消失，为大量中性粒细胞和细胞碎片所代替。脑 1470g，蛛网膜下腔有黄白色渗出物，镜下见由大量中性粒细胞和细胞碎片等构成，脑组织内散在有大小不等的软化区，血管内查见细菌性（革兰阳性球菌）栓子。左膝局部皮肤急性炎症。急性脾炎。急性扁桃体炎。肾上腺充血和出血。局限性慢性心包炎；陈旧性肺结核。

【讨论】

1. 死者生前患有哪些疾病？其诊断依据是什么？

2. 其死亡原因是什么？

3. 本病例死者所患疾病是怎样发生、发展。

病例三

【病史摘要】

患者，女性，33 岁，农民。3 个多月前感乏力，食欲下降，渐消瘦，可坚持劳动。2 个月前上述症状加重，并有头昏，饭后上腹饱胀，腰痛，不能参加劳动，1 个月来感畏寒发热，体温 38℃，腹胀加剧，伴腹泻，每日 3～5 次，黄色稀便。厌油食肉，后腹泻次数增加。近半月腹胀痛加剧，食量进一步减少，尿黄，盗汗。停经 3 个月。幼时曾患疟疾。2 年前门诊曾诊断"肺结核"，在家休息，服中药 1 个月。其父母均因肺结核于 5 年前死亡。体格检查：体温 37℃，脉搏 90 次/min，呼吸 20 次/min，血压 12.0/3.0kPa 消瘦，苍白，精神不振，皮肤、巩膜轻度黄染，右侧腹股沟淋巴结如黄豆大。气管居中，右胸凹陷，呼吸动度较左侧弱，语颤减弱。右肺部叩诊浊音，听诊呼吸音增强，管样呼吸音。左肺（−）。心脏（−）。腹部膨隆，腹壁静脉曲张，肝上界于右锁骨中线第 3 肋间隙，肝下界于肋下 4cm，剑突下 5cm，质中等，未及结节。脾肋下 3cm。腹水中等量，左侧肾区叩击痛，双下肢水肿。实验室检查：血红蛋白 46g/L，白细胞 $13×10^9$/L，中性粒细胞 0.81，淋巴细胞 0.18，嗜酸粒细胞 0.01。尿（−）。粪便：白细胞 1～2 个/高倍视野，钩、蛔虫卵查见。肺部透视：双肺纹理稍增粗，右膈明显升高，肝影增大。肝功能：黄疸指数 30μmol/L，凡登白试验为直接立即反应，A/G 为 1.89/2.89，甲胎蛋白（−）。腹水：细胞总数 34 个/ml，中性粒细胞 0.51，淋巴细胞 0.41，间皮细胞 0.08，Rivalta 试验（−）。入院后初诊"肝硬化"，肝癌待排。给予保肝、支持疗法，病情加重，不能进食。死前 9 天解柏油样大便 10 余次，量约 1000ml，大便潜血（+++）。烦躁不安，给予输血、止血治疗，仍有便血、呕血，治疗无效死亡。

【尸检摘要】

死者极度消瘦，皮肤、巩膜轻度黄染，口鼻有血性物溢出。腹膨隆，外阴及四肢水肿。

腹腔内有淡黄色液 3350ml。肠系膜淋巴结肿大，切面坏死。胰头有一蚕豆大肿物。肠系膜上静脉、脾静脉及门静脉内有血栓形成。肝体积增大，表面及切面均见粟粒大，小之结节，左、右叶交界处有多数脓肿，右叶下缘亦有一脓肿。脾淤血体积增大，下极有 2.0cm×1.0cm 大小的贫血性梗死灶。消化道内充满咖啡色物，食管、胃黏膜糜烂，十二指肠球部有 1.2cm×0.8cm 大小的坏死灶，附有血块。肾门淋巴结肿大，切面干酪样坏死。胸腔少量积液，双肺与胸壁广泛纤维性粘连，有干酪样坏死灶。双肺表面和切面均见灰白色粟粒大结节。肺门、气管及支气管旁淋巴结均肿大，干酪样坏死。镜下见：双肺、肝、脾、肾上腺及淋巴结（气管、支气管旁、肺门、肾门及肠系膜淋巴结）均有由类上皮细胞、朗格汉斯巨细胞、淋巴细胞组成的结节及干酪样坏死。肝组织尚有灶性坏死及大量中性粒细胞聚集。脾有较多中性中性粒细胞浸润。胰腺间质有较多淋巴细胞及单核细胞浸润，胰头有灶性中性粒细胞和变性坏死。

【讨论】

1. 死者患何疾病及其诊断依据。

2. 疾病发展过程及死亡原因。

3. 各种疾病的关系。

参 考 文 献

李玉林，李一雷，王医术，等．2015．病理学实习指导.北京:人民卫生出版社

李玉林，文继舫，唐建武，等．2013．病理学．北京:人民卫生出版社

张宪云，何地英，刘金英，等．2007．病理学实验指导.兰州:兰州大学出版社

邹仲之，李继承，曾园山，等．2015．组织学与胚胎学．北京:人民卫生出版社

邹仲之．2008．组织学实习指导（英文版）．北京:人民卫生出版社

Escher N，Ernst G，Melle C，et al. 2010.Comparative proteomic analysis of normal and tumor stromal cells by tissue on chip based mass spectrometry（toc-MS）.Diagnostic Pathology，5:10

Phillips J，Tihan T，Fuuer G，2015. Practical Molecular Pathology and Histopa-thology of Embryonal Tumors.Surgical Pathology Clinics，8，1:73-88

附录1 心血管解剖结构及生理功能

心血管系统是一个封闭的管道系统，由心脏和血管所组成。心脏是动力器官，血管是运输血液的管道。通过心脏有节律性收缩与舒张，推动血液在血管中按照一定的方向不停地循环流动，称为血液循环。血液循环是机体生存最重要的生理机能之一。由于血液循环，血液的全部机能才得以实现，并随时调整分配血量，以适应活动着的器官、组织的需要，从而保证了机体内环境的相对恒定和新陈代谢的正常进行。循环一旦停止，生命活动就不能正常进行，最后将导致机体的死亡。

心脏正常重量男性为（284±50）g，女性为（258±49）g，分为左右心房及左右心室四个部分。心房及心室的壁层自外向内由心外膜、心肌及心内膜三层所构成。左心室的厚度约为右心室的 3 倍，一般成人左心室厚度约为 1.0cm，右心室厚度约为 0.3cm。若心壁厚度超过此数字，表示心肌肥大；若低于此数字，往往为心室扩张。心瓣膜是心内膜向心腔折叠而成的瓣状结构，肉眼上正常为柔软、透明，不见小血管。各瓣膜的周径为：三尖瓣 10.85cm，肺动脉瓣 7.15cm，二尖瓣 9.50cm，主动脉瓣 6.75cm。

血管壁的组成和一般结构：除毛细血管和毛细淋巴管以外，血管壁从管腔面向外一般依次内膜、中膜和外膜。血管壁内还有营养血管和神经分布。

冠状动脉是供给心脏血液的动脉，起于主动脉根部，分左右两支，行于心脏表面。左右冠状动脉是升主动脉的第一对分支。左冠状动脉为一短干，发自左主动脉窦，经肺动脉起始部和左心耳之间，沿冠状沟向左前方行 3.0～5.0mm 后，立即分为前室间支和旋支。前室间支沿前室间沟下行，绕过心尖切迹至心的膈面与右冠状动脉的后室间支相吻合，沿途发出多条分支。右冠状动脉沿途发出多条分支。

附录 2　胃肠解剖结构及生理功能

胃能分泌大量强酸性的胃液（pH0.9～1.5）。其主要成分是能分解蛋白质的胃蛋白酶、能促进蛋白质消化的盐酸和具有保护胃黏膜不被自身消化的黏液。正常成人每天大约分泌胃液 1.5～2.5L。经过口腔粗加工后的食物进入胃，经过胃的蠕动搅拌和混合，加上胃内消化液里大量酶的作用，最后使食物变成粥状的混合物，有利于肠道的消化和吸收。

成人胃重 125～175g，平均面积约 30.0cm×10.0cm，平均容量 1.0～2.0L。新生儿胃容量仅 30 多毫升，后随年龄增长而容量逐渐增大。胃的大小和形状依胃内容物的多少而有不同。当胃特别充满时，可下垂至脐或脐下；在极度饥饿时，则收缩成管状。胃可分前壁和后壁，前后壁相接的上缘为胃小弯，下缘为胃大弯。胃小弯上端有食管的进，称贲门；下端有移行于十二指肠的出口，称幽门。

一般将胃分为四部（区）：近贲门的部分（一般指离贲门约 3cm 宽的范围）称贲门部（区）；自贲门向左上方突出的部分，即大致从贲门向大弯作一水平线，在此线以上的部分称胃底，新生儿和小儿的胃底不明显；胃的中部（上界胃底，下界角切迹至大弯联线）称胃体；近幽门的部分（在角切迹至大弯连线以下）称幽门部或幽门窦。在幽门窦中，离幽门约 3cm 宽范围的肌壁较厚，称幽门管或幽门前区。

胃空虚时，黏膜形成许多皱襞，这种皱襞在小弯处多纵行，大弯处为斜行或横行，其他部分皱襞走向不规则。当胃饱胀时，黏膜皱襞变矮小甚而完全消失。正常胃黏膜厚 0.7～0.8mm，表面有许多纵横沟纹，将黏膜分成许多小块，称胃区。每区有许多凹陷小窝，称胃小凹，为胃腺开口处。胃镜观察，见胃黏膜呈微红的橙黄色，有闪光。经甲醛溶液固定后，则呈灰红或灰白色。

小肠上端接幽门与胃相通，下端通过阑门与大肠相连，是食物消化吸收的主要场所。小肠盘曲于腹腔内，上连胃幽门，下接盲肠，全长约 4～6m，分为十二指肠、空肠和回肠三部分。小肠内消化是至关重要的，因为食物经过小肠内胰液、胆汁和小肠液的化学性消化及小肠运动的机械性消化后，基本上完成了消化过程，同时营养物质被小肠黏膜吸收了。

大肠，分为盲肠、阑尾、结肠、直肠和肛管，是对食物残渣中的水液进行吸收，而食物残渣自身形成粪便并有度排出的脏器。是人体消化系统的重要组成部分，为消化道的下段，成人大肠全长约 1.5m，起自回肠，包括可分为盲肠、阑尾、结肠、直肠和肛管 5 部分。全程形似方框，围绕在空肠、回肠的周围。大肠在外形上与小肠有明显的不同，一般大肠口径较粗，肠壁较薄，盲肠和结肠还具有三种特征性结构：在肠表面，沿着肠的纵轴有结肠带，由肠壁纵行肌增厚形成；由肠壁上的横沟隔成囊状的结肠袋；在结肠带附近由于浆膜下脂肪聚集，形成许多大小不等的脂肪突起称肠脂垂。

附录3 胰腺和肝脏解剖结构及生理功能

肝脏是人体的一个巨大的"化工厂"。具有代谢糖、蛋白质、脂肪、维生素、激素的功能；胆汁生成和排泄；解毒作用；免疫功能；凝血功能；肝脏还参与人体血容量的调节，热量的产生和水、电解质的调节。

成年人的肝脏重约1500g。肝分前后两缘和前上、后下两面。前缘较锐，后缘钝圆。肝的前上面隆凸，邻接横膈。肝的前上面以镰状韧带为界分为左右两叶。右叶大而厚，左叶小而薄。肝的后下面有"H"形的左、右纵沟及横沟，左纵沟窄而深，沟前部有脐静脉索（肝圆韧带），为胚胎时脐静脉的遗迹；后部有静脉导管索（静脉韧带），为胚胎时静脉导管的遗迹。右纵沟阔而浅，前部为胆囊窝，容纳胆囊；后部为腔静脉窝，下腔静脉由此通过，窝内有2～3个较大的孔，肝静脉即在此注入下腔静脉。横沟即肝门，门静脉、肝固有动脉、肝管、肝的神经及淋巴管在此出入。在肝的后下面，由左纵沟将肝分为左、右两叶。在左右纵沟之间以横沟为界，在其前者为方叶，位于其后者为尾状叶。

胰腺为人体中很重要腺体。由外分泌和内分泌两部分（外分泌部分占84%，内分泌部分占2%）组成。位于胃后方，相当第一、二腰椎高度，横位于腹后壁，重65～75g，分头、体、尾三部。胰头膨大，被十二指肠所包绕，胰体占胰的大部分，胰尾末端朝向左上方，与脾相触。胰腺的外分泌部为复管泡状腺。小叶内有大量浆液性腺泡和部分导管，小叶间结缔组织内有导管、血管、淋巴管和神经通过。胰腺无分泌管，闰管另一端，即直接汇合为小叶内导管。导管出小叶后在小叶间结缔组织内逐级汇合成小叶间导管，管径逐渐增粗，胰腺主导管贯穿胰腺全长，沿途有许多小叶间导管，主导管与胆管汇合共同开口于十二指肠乳头。主导管为单层柱状上皮，间有杯状细胞，并有散在的内分泌细胞。有的导管上皮细胞还具有分泌水和电解质的作用。胰腺可分泌胰液。内分泌部为胰岛。

附录4 支气管和肺解剖结构及生理功能

气管和支气管最重要的功能就是运送气体，是呼吸的一个重要组成部分。除此之外，还可以加湿气体、自身清理功能、产生咳嗽反射、分泌溶菌酶、超氧化物歧化酶等，起到化学防御的功能。

气管分叉后成为左、右主支气管，也称为 I 级支气管。右侧 I 级支气管，随右肺的 3 个肺叶分支为上、中、下 3 个 II 级支气管（叶支气管）；左侧者则随左肺两叶分为上、下 2 个 II 级支气管。主支气管和叶支气管（除上叶支气管）均为肺外大支气管，其内径为 7～12mm。叶支气管以下的再分支均在肺内，其第一次分支称为段支气管，即 III 级支气管，两肺共有约 20 支。依据段支气管的所属分支和相连的末梢肺组织，可将肺叶再分隔为相应的肺段。

通常段（III级）支气管，以下又有 9～12 次的逐级分支，越分越细，管壁上的软骨和腺体的数目也渐次减少，至内径小于 1mm 处，壁上的软骨和腺体消失，称为细支气管。细支气管可再分支 2～3 次，至管壁出现肺泡，即为呼吸细支气管。呼吸细支气管也可再继续分支 3～5 次，管壁上的肺泡数目，随分支而逐级增多。呼吸细支气管的终末分支，通过肺泡管与肺泡囊、终末肺泡相连。

肺脏的主要功能就是进行气体交换。肺的表面被覆一层浆膜，由间皮和其下的结缔组织构成，因此，肺的表面平滑、湿润而有光泽。进入肺内的支气管树状分支管道系统是肺的重要组成部分。肺的基本功能单位是肺小叶。肺小叶由薄层结构组织分隔为多角形锥状体，锥底向肺表面，锥尖向肺门。通常有 3～5 个终末细支气管和伴行的肺血管，自锥尖处进入肺小叶内。每个肺小叶又可分为若干（30～50）个肺细叶（肺腺泡），由肺泡管、肺泡囊和肺泡等末梢肺组织构成。

附录 5 肾脏解剖结构及生理功能

泌尿道一般分为上泌尿道和下泌尿道两大部分，上泌尿道是指肾脏，下泌尿道则包括肾盂、输尿管、膀胱和尿道等部分。

肾呈豆形，成人肾大小约 12.0cm×6.0cm×3.0cm，重 140～150g，依其位置肾脏具有上下两极、前后两面和内外两侧缘。表面覆以纤维包膜；包膜菲薄而易于剥下，肾表面平滑湿润深红棕色。婴儿的肾表面往往有深浅不同的沟纹，是胚胎肾分叶的结果，成人肾偶见保留这种状态。肾内侧缘中部肾血管、淋巴管、神经和输尿管等进出处称肾门，肾门膨大成一向内凹陷的腔窦称为肾窦，在肾窦内除含有肾盂上部、肾盏、肾血管、淋巴管和神经外，还有一定量的脂肪组织。肾小盏 8～12 个，呈杯状管，每个小盏包绕 1 个（偶有 2 个或更多）肾乳头，由 2～3 个肾小盏联合为大盏，数个大盏再联合成肾盂。成人肾皮质厚 4～6mm 淡红棕色，皮质向锥体间伸延部分称肾柱。在皮质切面上，仔细观察常可见到紫红小点状肾小球略向切面隆起。髓质由 8～12 个肾锥体组成，在锥体底部可见由集合管和髓袢所形成伸向皮质的髓放线。

肾脏的生理功能：主为尿的生成，排泄蛋白质代谢产物含氮物质，调节水、电解质和酸碱平衡。此外，还有调节血压和产生红细胞生成素的作用。

附录6 子宫、卵巢和乳腺解剖结构及生理功能

子宫颈为子宫的下端部分，圆柱形，在发育正常的成年妇女，其长度为 2.5～3.0cm，又以阴道穹窿、转折区为界分为上下两部分：下部为阴道上部所包围，称为子宫颈阴道部，又称外子宫颈；上部乃指阴道穹窿转折区以上的部分，称为子宫颈阴道上部。上下两部分的长度大体相等。

子宫颈中央为长 2.5～3.0cm 的子宫颈管，子宫颈管为一前后扁平的狭窄腔隙，其中间 1/3 部分稍扩大，使整个子宫颈管呈前后扁平的长梭形。子宫颈管的上端开口于子宫腔，称为子宫颈内口；下端开口于阴道，称为子宫颈外口。外口在未生育妇女呈圆形，在经产妇则呈横裂形，或由于分娩撕裂而呈分支裂隙形子宫颈外口前侧部分称为子宫颈前唇，其后侧部分则为后唇。

子宫颈的淋巴引流系统，发源于子宫颈内膜下方深部组织，在子宫颈与子宫体之间的狭部两侧，形成子宫颈左右侧淋巴丛，称为子宫颈旁淋巴丛。由后者发出四条引流淋巴道分别引向下列淋巴结：髂外及闭孔淋巴结、下腹（髂内）及髂总淋巴结、骶淋巴结及膀胱后壁淋巴结。但淋巴引流道常呈各种变异，如有时可与子宫体的淋巴系统相交通，并由此而向卵巢、腹股沟等处的淋巴结引流。

乳腺从胸前隆出，其范围是从第二或第三肋骨开始，至第六或第七肋骨为止，外侧达腋前线，内侧近胸骨缘，直接位于胸大肌上，四周绕有脂肪组织，但无被膜。有结缔组织索通过脂肪组织向前伸达皮肤，称为柯伯（Cooper）悬韧带；向后伸达胸肌筋膜上，称为后悬韧带。因此，乳腺可在胸壁前自由活动。乳腺可大可小，向下可伸达腹直肌和前锯肌上，向外可达腋中线，乳腺实质也可沿着悬韧带向前伸至真皮内，向后伸至胸大肌纤维束之间，尤当哺乳分泌旺盛时，可有薄层乳腺组织分散至锁骨下、胸骨中线或背阔肌的边缘，位于外上象限的乳腺组织常较他处为厚，故发生于此的乳腺肿瘤也常比他处为多见。

卵巢是雌性动物的生殖器官。卵巢的功能是产生卵子以及类固醇激素。卵巢左右各一，灰红色，质较韧硬，呈扁平的椭圆形，表面凸隆，幼女者表面平滑，性成熟后，由于卵泡的膨大和排卵后结瘢，致使其表面往往凹凸不平。卵巢的大小和形状，也因年龄不同而异。在同一人，左右卵巢并不一致，一般左侧大于右侧。成人卵巢长度左侧平均为 2.93cm，右侧平均为 2.88cm；宽度左侧平均为 1.48cm；右侧平均为 1.38cm；厚度左侧平均为 0.82cm，右侧平均为 0.83cm，卵巢重为 3～4g。35～45 岁卵巢开始逐渐缩小，到绝经期以后，卵巢可逐渐缩小到原体积的 1/2。通常成人卵巢的大小，相当于本人拇指指头大小。由于卵巢屡次排卵，卵泡破裂萎缩，由结缔组织代替，故其实质渐次变硬。

附录 7　睾丸解剖结构及生理功能

睾丸属男性内生殖器官。位于阴囊内，左右各一，一般左侧略低于右侧 1.0cm。成人睾丸长 3.5~6cm，宽 2.3~4cm，厚 2~2.8cm，每侧睾丸重 16~67g。睾丸呈微扁的椭圆形，表面光滑，分内、外侧两面，前、后两缘和上、下两端。其前缘游离；后缘有血管、神经和淋巴管出入，并与附睾和输精管的睾丸部相接触。上端和后缘为附睾头贴附，下端游离。外侧面较隆凸，内侧面较平坦。睾丸表面有一层坚厚的纤维膜，称为白膜，沿睾丸后缘白膜增厚，凸入睾丸内形成睾丸纵隔。从纵隔发出许多结缔组织小隔，将睾丸实质分成许多睾丸小叶。睾丸小叶内含有盘曲的生精小管，生精小管的上皮能产生精子。小管之间的结缔组织内有分泌男性激素的间质细胞。

附录 8   淋巴结、脾脏解剖结构及生理功能

淋巴结为主要的外周淋巴器官，位于身体各处淋巴回流的通路上，是受抗原刺激后才发育完善，它一般呈卵圆形，直径数毫米至 1cm，一侧凹陷处称淋巴结门，周围往往可见一些脂肪组织。以颈部、腋窝、腹股沟、盆腔、纵隔、颌下及肠系膜等处较多见，人有 300～500 个淋巴结，总重量约 100g。淋巴结是淋巴的滤器及抗原引发免疫应答的重要场所。淋巴结的发生与淋巴管的发生密切相关。

脾脏是机体最大的免疫器官，占全身淋巴组织总量的 25%，含有大量的淋巴细胞和巨噬细胞，是机体细胞免疫和体液免疫的中心。位于左季肋区后外方肋弓深处，与 9～11 肋相对，长轴与第 10 肋一致。膈面与膈肌和左肋膈窦相邻，前方有胃，后方与左肾、左肾上腺毗邻，下端与结肠脾沟相邻。成年人的脾长约 10～12cm，宽 6～8cm，厚 3～4cm，重 110～200g，大致有巴掌那么大，重 200g 左右，由几条韧带将其"悬挂"在上腹部。在正常状态下一般摸不到脾脏，如果仰卧或右侧卧位能触摸到脾脏边缘，说明脾肿大。

脾被膜由一薄层含有弹力纤维的结缔组织构成，外面覆盖着浆膜间皮细胞。人脾被膜内仅含有极少量的平滑肌纤维。被膜结缔组织伸入脾实质形成小梁，与来自脾门的小梁连接成网。脾动脉、静脉、淋巴管和神经由脾门出入。脾表面紫红、质软。脾实质主由红髓和散在于其中的白髓构成。切面显示，紫红色的红髓中到处散在着 1～2mm 大小的灰白色白髓小结。

附录9　脑和脊髓解剖结构及生理功能

　　脑分为大脑、小脑、间脑和脑干四部分。大脑是中枢神经系统的最高级部分，也是脑的主要部分。分为左右两个大脑半球，二者由神经纤维构成的胼胝体相连。大脑半球表面有许多弯弯曲曲的沟裂，称为脑沟，其间凸出的部分称为脑回。被覆在大脑半球表面的灰质叫大脑皮层。其中含有许多锥体形神经细胞和其他各型的神经细胞及神经纤维。皮质的深面是髓质，髓质内含有神经纤维束与核团。在髓质中，大脑内的室腔是侧脑室，内含透明的脑脊液。埋在髓质中的灰质核团是基底神经节。人的大脑半球高度发展。成人的大脑皮质表面积约为 1/4 ㎡，约含有 140 亿个神经元胞体，它们之间有广泛复杂的联系，是高级神经活动的中枢。大脑皮层通过髓质的内囊与下级中枢相联系。脑的外部包有结缔组织的被膜、脑脊液充满于脑的腔、室、管内，有保护和营养作用。脑的血液供应从椎动脉和颈内动脉获得。

　　小脑位于大脑及枕叶的下方，恰在脑干的后面，是脑的第二大部分。小脑由左右两个半球所构成，且灰质在外部，白质在内部。在功能方面，小脑和大脑皮层运动共同控制肌肉的运动，籍以调节姿势与身体的平衡。

　　脑干上承大脑半球，下连脊髓，呈不规则的柱状形。经由脊髓传至脑的神经冲动，呈交叉方式进入：来自脊髓右边的冲动，先传至脑干的左边，然后再送入大脑；来自脊髓左边的冲动，先送入脑干的右边，再传到大脑。脑干的功能主要是维持个体生命，包括心跳、呼吸、消化、体温、睡眠等重要生理功能，均与脑干的功能有关。

　　脊髓是中枢神经的一部分，位于脊椎骨组成的椎管内，呈长圆柱状，人的脊髓全长 41～45 ㎝。上端与颅内的延髓相连，下端呈圆锥形随个体发育而有所不同，成人终于第一腰椎下缘或第二腰椎上部（初生儿则平第三腰椎）。脊髓两旁发出许多成对的神经（称为脊神经）分布到全身皮肤、肌肉和内脏器官。脊髓是周围神经与脑之间的通路。也是许多简单反射活动的低级中枢。脊柱外伤时，常合并脊髓损伤。严重者脊髓损伤可引起下肢瘫痪、大小便失禁等。

附录 10 器 官 重 量

附表 10.1 正常器官的重量及大小

（器官的重量以 g（克）计算，大小以 cm（厘米）计算）

心脏	胰腺
重量：男 ·······················250～270	重量 ·······················90～120
女 ·······················240～260	大小 ·······················18×45×38
厚度：左右心房壁 ···············0.1～0.2	**肾脏**
左心室壁 ···················0.8～1.0	重量（一侧）···················120～140
左心室壁 ···················0.2～0.3	大小 ·············（11～12）×（5～6）×（3～4）
周径：三尖瓣 ····················11	皮髓厚度 ·······················0.5
肺动脉瓣 ····················8.5	**肾上腺**
二尖瓣 ······················10	重量（一侧）·····················5～6
主动脉瓣 ····················7.5	大小 ·········（4～5）×（2.5～3.5）×0.5
肺动脉	**胃肠道**
周径（心脏上部）·················8	长度：食管（环状软骨至贲门）·········25
主动脉	胃（胃底至大弯下端）·······25～30
周径：升主动脉（心脏上部）··········7.4	十二指肠 ···················30
降主动脉 ·················4.5～6	小肠 ···················550～650
腹主动脉 ·················3.5～4.5	结肠 ···················150～170
肺脏	厚度：食管 ···················0.3～0.4
重量：左 ·······················325～480	胃黏膜 ·····················0.1
右 ·······················360～570	**睾丸**
双侧 ·······················685～1050	重量（连同附睾）···············20～27
甲状腺	大小（睾丸）·······4～5×2.0×2.7×2.5～3.5
重量 ·······················30～70	**前列腺**
大小···长（5～7）×宽（3～4）×厚（1.5～2.5）	重量：20～30 岁 ···················15
（注：甲状腺重量及大小因地区不同而异，但正常重量不能超过	51～60 岁 ···················20
40 克）	70～80 岁 ···················30～40
肝脏	大小·········（1.4～2.3）×2.3～3.4×（3.2～4.7）
重量 ·······················1300～1500	一般 ···················2.7×3.6×1.9
大小···长（左右距离）（25～30）×（上下距离）（19～21）×厚	**子宫**
（前后距离最厚处）（6～9）	重量：未孕妇女 ···················33～41
左叶 ··········长（8～10）×宽（15～16）	经产妇 ···················102～117
右叶 ··········长（18～20）×宽（20～22）	大小：未孕妇女 ···长（宫底至宫外口）7.8～8.1
脾脏	宽（宫底处）3.4～4.5
重量 ·······················140～180	厚（宫底之下）1.8～2.7
大小 ·············（12～14）×8～9×（3～4）	经产妇（8.7～9.4）×（5.4～6.1）×（3.2～3.6）
	宫颈大小：未孕妇女（2.9～3.4）×2.5×（1.6～2）

卵巢
重量（每侧）·······················5～7
大小：未孕妇女（4.1～5.2）×（2～2.7）×（1～1.1）

大小：大脑矢状径（额枕前后距）（男）···16～17
（女）·15～16
大脑垂直径（顶底上下距）···············12～13

胸腺（重）
新生儿····························13.26
1～5 岁·························22.98
6～10 岁·······················26.10
11～15 岁······················37.52
16～20 岁······················25.58
21～25 岁······················24.73
26～35 岁······················19.87
36～45 岁······················16.27
46～55 岁······················12.85
56～65 岁······················10.08
66～75 岁·······················6.00

脊髓
重量·····························25～27
长度·····························40～50
左右径：颈髓（膨大部）···············1.3～1.4
胸髓·····························1
腰髓（膨大部）···················1.2
前后径：颈髓（膨大部）···············0.9

脑下垂体
重量：10～20 岁····················0.56
20～70 岁····················0.61
妊娠时可增至···············0.84～1.06
大小：·······················2.1×1.4×0.5

脑
重量：男（包括蛛网膜及软脑膜）···1300～1500
女（包括蛛网膜及软脑膜）···1100～1300

附表 10.2　各年龄主要器官平均重量表

单位：克

年龄	心	肺		脾	肝	肾		脑
		左	右			左	右	
1 岁	44	57	64	26	288	35	36	925
2 岁	56	76	88	33	394	46	47	1064
3 岁	59	77	89	37	418	49	48	1141
4 岁	73	86	90	39	516	56	58	1191
5 岁	85	104	107	47	596	64	65	1237
6 岁	94	122	121	58	642	67	68	1243
7 岁	100	123	130	66	680	70	69	1263
8 岁	110	140	150	69	736	75	74	2273
9 岁	115	152	171	73	756	83	82	1275
10 岁	116	166	177	86	852	95	92	1290
11 岁	122	190	201	87	909	95	94	1320
12 岁	124			939	939	95	95	1351
	男 270	325～450	375～550	150	1300	双 247～298		1400
	女 240			130	1200	双 247～275		1275

附录 11　常用临床化验参考值及临床意义

附表 11.1　血液生化检查

检查项目	英文名称	参考值	临床意义
谷丙转氨酶	ALT	0~45 U/L	人体常需的酵素，平时在血液中只微量存在，大部分在肝细胞中，及少量其他器官。如果数值增高，有可能是肝炎、肝病、肝癌
谷草转氨酶	AST	0~45 U/L	人体常需的酵素，平时在血液中只微量存在，大部分在肝细胞中，少量在心肌细胞中。如果数值增高，有可能是肝炎、肝病、肝癌或心肌梗死
碱性磷酸酶	AKP	60~300 U/L	在小肠黏膜最多，肾、骨、甲状腺及肝也有一些，如肝胆阻塞、肝炎、甲状旁腺功能亢进等，数值会升高
伽玛谷氨酰转肽酶	GGT	0~50 U/L	存在于肝、肾、胰脏内，主要是由酒精引发的酵素，是肝功能的指针，比前述的 AST 及 ALT 还敏感。如偏高有可能是肝炎、肝病、酒精中毒的肝损坏，或胆道阻塞
乳酸脱氢酶	LDH	160~500 U/L	过高时疑是心肌梗死（在 72 小时之内升高，维持一星期）、肝病、白血病等
总胆红素	TBIL	6~22 μmol/L	过多有可能是肝炎、黄疸、溶血性贫血、胆结石。胆红素是血色素及肌球蛋白等的代谢物，经肝胆排泄
直接胆红素	DBIL	0~6 μmol/L	
间接胆红素	IBIL	0~20 μmol/L	
总蛋白	TP	60~85 g/L	过低可能是肝病、胃病、营养不良。过高疑是脱水、感染或多发性骨髓炎
白蛋白	ALB	30~55 g/L	过低可能是肝病、营养吸收不良、白血病等，过高疑是脱水
球蛋白	G	25~35 g/L	过低可能是肝病、营养不良、白血病等，过高可能是肝胆病变、感染
白球比例	A/G	1.5~2.5	
总胆固醇	TC	3.15~6.25 mmol/L	如超过 6.25 易引起高血压、动脉硬化、血管阻塞、胆阻塞等，就要注意饮食，超过 6.25 就需要治疗。血清中的胆固醇又可区分为：高密度脂蛋白（HDL），专司将游离的胆固醇从血液中捕捉送回肝脏，是所谓好的胆固醇。低密度脂蛋白（LDL），携带的胆固醇易沉积在血管壁
甘油三酯	TG	0.48~1.88 mmol/L	是人体的必需营养，如超过甚多可能有高血压、动脉粥样硬化、糖尿病等，过低疑为营养不良
尿素	UREA	2.1~7.2 mmol/L	体内蛋白质在肝中代谢分解为尿素，再经血液肾脏而排出，和肝、肾、甲状腺及胃出血有关，过高疑似尿毒症
肌酐	CR	44~136 μmol/L	肌肉的代谢产物，经肾排泄，如血清中肌氨酸过高，可能肾功能差或尿毒症
尿酸	UA	210~420 μmol/L	太高有可能是痛风、肾障碍，太低可能是食物缺乏蛋白质、肝障碍，服过量阿司匹林或类固醇
磷	P	0.84~1.98 mmol/L	和肾脏、甲状腺、甲状旁腺、维生素 D、药物（利尿药、抗酸胃药）有关
钙	Ca	2.15~2.65 mmol/L	和甲状腺功能、维生素 D、药物（利尿药、抗酸胃药）有关
钠	Na	133~145 mmol/L	肾及肺中控制体内水、电解质及酸碱度，钠盐过高有可能脱水、肾上腺皮质亢进、肾脏病变、药物影响（降血压药、止痛消肿药、类固醇）、尿崩症等。过低有可能是积水、肾上腺功能不足、肾小管酸中毒、上吐下泻、服用利尿药等

续表

检查项目	英文名称	参考值	临床意义
钾	K	3.3～5.1 mmol/L	肾及肺中控制体内水、电解质及酸碱度，钾盐过高有可能是肾功能失调、肾上腺功能不足、药物影响。过低有可能是饥饿、上吐下泻、服用利尿药等
氯	Cl	96～108 mmol/L	肾及肺中控制体内水、电解质及酸碱度，氯过高有可能钠盐摄入太多而肾功能差、无法排泄、严重脱水、甲状旁腺功能亢进。过低有可能是上吐下泻、肾功能差、服用利尿药
二氧化碳	CO_2	23～32 mmol/L	肾及肺中控制体内水、电解质及酸碱度，二氧化碳或碳酸氢盐过高，表示新陈代谢碱中毒，由于肺气肿、气喘、过量镇静药而引起的肺酸中毒、钾盐流失、服过量的乳酸菌素片、利尿药。过低表示新陈代谢酸中毒，如水杨酸中毒、糖尿病酮症酸中毒、乳酸酸中毒、肾失调、呼吸性碱中毒、饥饿或严重腹泻
葡萄糖	GLU	空腹 70～110 mg/dl，餐后不超过 120 mg/dl	如果超过 140 可能有糖尿病，需做 GTT 葡萄糖耐量试验，可能胰岛素功能不足或甲状腺功能亢进

附表 11.2　血　常　规

检查项目	英文名称	参考值	临床意义
红细胞计数	RBC	男（4.4～5.7）×10^{12}/L 女（3.8～5.1）×10^{12}/L 新生儿（6～7）×10^{12}/L 儿童（4.0～5.2）×10^{12}/L	RBC↑，见于真性经细胞增多症、严重脱水、烧伤、休克、肺源性心脏病、先天性心脏病、一氧化碳中毒、剧烈运动、高血压、高原居住等 RBC↓，各种贫血、白血病，大出血或持续小出血，重症寄生虫病，妊娠等
血红蛋白	Hb	男 120～165 g/L 女 110～150 g/L	血红蛋白增减的临床意义与红细胞计数基本相同
红细胞压积	PCV 或 HCT	男性 0.39～0.51 女性 0.33～0.46	PCV↑脱水浓缩，大面积烧伤，严重呕吐腹泻，尿崩症等 PCV↓各种贫血，水中毒，妊娠
红细胞平均体积	MCV	80～100 fL	MCV、MCH、MCHC 是三项诊断贫血的筛选指标
平均细胞血红蛋白	MCH	27～32 pg	
平均细胞血红蛋白浓度	MCHC	320～360 g/L	
网织红细胞计数	Rtc	成人 0.5%～1.5%	Rtc↑见于各种增生性贫血 Rtc↓肾脏疾病，内分泌疾病，溶血性贫血再生危象，再生障碍性贫血等
血小板计数	PLT，BPC	（100～300）×10^9/L	增多：见于急性失血、溶血、真性红细胞增多症、原发性血小板增多、慢性粒细胞白血病、脾切除术后（2 个月内）、急性风湿热、类风湿关节炎、溃疡性结肠炎、恶性肿瘤、大手术后（2 周内）等 减少：见于遗传性疾病，免疫性血小板减少性紫癜、系统性红斑狼疮、各种贫血，脾脏、肾脏、肝脏、心脏疾病，以及阿司匹林、抗生素药物过敏等

续表

检查项目	英文名称	参考值	临床意义
白细胞计数	WBC	成人（4.0~10.0）×10^9/L 儿童（5.0~12.0）×10^9/L 新生儿（15.0~20.0）×10^9/L	增多：若干种细菌感染所引起的炎症，以及大面积烧伤、尿毒症、传染性单核细胞增多症、传染性淋巴细胞增多症、百日咳、血吸虫病、肺吸虫病、白血病、类白血病、恶性肿瘤、组织坏死、各种过敏、手术后、尤以脾切除后为甚等 减少：感冒、麻疹、伤寒、副伤寒、疟疾、斑疹伤寒、回归热、粟粒性结核、严重感染、败血症、恶性贫血、再生障碍性贫血、阵发性夜间性血红蛋白尿症、脾功能亢进、急性粒细胞减少症、肿瘤化疗、射线照射、激素治疗以及多种药物如解热镇痛药、抗生素、抗肿瘤药、抗癫痫药、抗甲状腺药、抗疟药、抗结核药、抗糖尿病药等
白细胞分类计数	WBC、DC	中性粒细胞 杆状核 1%~5% 分叶核 50%~70%	增多：急性和化脓性感染（疖痈、脓肿、肺炎、阑尾炎、丹毒、败血症、内脏穿孔、猩红热等），各种中毒（酸中毒、尿毒症、铅中毒、汞中毒等），组织损伤、恶性肿瘤、急性大出血、急性溶血等 减少：见于伤寒、副伤寒、麻疹、流感等传染病、化疗、放疗。某些血液病（再生障碍性贫血、粒细胞缺乏症、骨髓增生异常综合征）、脾功能亢进、自身免疫性疾病等
		嗜酸性粒细胞 0.5%~5.0%	增多：见于过敏性疾病、皮肤病、寄生虫病、某些血液病、射线照射后、脾切除术后、传染病恢复期等 减少：见于伤寒、副伤寒、应用糖皮质激素，促肾上腺皮质激素等
		嗜碱性粒细胞 0%~1%	增多：见于慢性粒细胞性白血病、嗜碱性粒细胞白血病、霍奇金病、脾切除术后等
		淋巴细胞 20%~40%	增多：见于某些传染病（百日咳、传染性单核细胞增多症、传染性淋巴细胞增多症、水痘、麻疹、风疹、流行性腮腺炎、病毒性肝炎、淋巴细胞性白血病和淋巴瘤等） 减少：见于多种传染病的急性期、放射病、免疫缺陷病等
		单核细胞 3%~8%	增多：见于结核病、伤寒、感染性心内膜炎、疟疾、单核细胞白血病、黑热病及传染病的恢复期等
出血时间	BT	1~3 min	大于4分钟为延长，见于血管壁结核或血管内皮功能有缺陷，血小板量或质缺陷，血管性血友病等，以及多种药物不良反应，偶见于阻塞性黄疸，维生素K缺乏症及抗凝治疗过量
凝血时间试管法 凝血时间玻片法	CT	5~12 min 1~4 min	延长：见于甲型血友病，乙型血友病，凝血因子XI缺乏症、凝血因子XII缺乏症，也见于凝血酶原因子V、X和纤维蛋白原严重缺乏者、血液循环中有抗凝物质存在缩短：见于弥散性血管内凝血高凝期
一氧化碳定性试验		阴性（－）	出现阳性应立即报告，从速抢救

续表

检查项目	英文名称	参考值	临床意义
红细胞沉降率	ESR	男性小于 15 mm/h 女性小于 20 mm/h	增快：生理性增快见于运动后、月经期、妊娠 3 个月以上（直至分娩后 3 周）、60 岁以上高龄。病理性增快见于各种炎症、风湿热活动期、结核活动期、组织损伤及坏死持续 2～3 周，心肌梗死发病 1 周左右，恶性肿瘤，各种高球蛋白血症，贫血，高胆固醇血症 减低：主要见于红细胞增多症、血红蛋白病、低纤维蛋白原血症，遗传性球形红细胞多症，小红细胞低色素性贫血，充血性心功能不全，恶病质，抗感染治疗药物

附表 11.3 尿 常 规

检查项目	英文名称	参考值	临床意义
尿蛋白	PRO	阴性（-）	尿蛋白定性持续阳性见于急性肾炎时，蛋白常常（+）～（++），定量检查一般不超过 3g/24 小时。隐匿性肾炎，尿蛋白为（±）～（+），定量检查常在 200mg/24h，一般不超过 1.0g/24h。肾盂肾炎患者尿蛋白多为（+）～（++），同时尿中白细胞较多。慢性肾炎患者尿蛋白数量不定，可波动在（+）～（++++）。肾病综合征尿蛋白可达（+++）～（++++），尿蛋白定量>3.5g/24h
隐血	BLD	阴性（-）	
白细胞	LEU	阴性（-）	
尿糖	GLU	阴性（-）	人体血液中正常浓度的葡萄糖（70～100mg/dl）经肾小球滤过后，几乎全部被肾小管回吸收，所以尿液中仅含有微量葡萄糖，一般化验检查不出来。但当血糖浓度增高（>160mg/dl）时，肾小管就不能把尿液中的葡萄糖全部吸收，此时尿液中就会出现葡萄糖，尿糖定性阳性
亚硝酸盐	NTT，NIT	阴性（-）	亚硝酸盐含量的多少常与食物的种类，气候寒冷有关，如含量经常超正常，往往提示结石的可能
尿比重	SG	1.003～1.030	比重升高：急性肾炎、糖尿病、高热、呕吐、腹泻、心力衰竭。比重降低：慢性肾炎、慢性肾盂肾炎、急性肾功衰竭（少尿、多尿期）、慢性肾功衰竭及尿崩症等。肾功能损害严重时，尿比重常固定在 1.010（±）0.003，形成等渗尿
尿酸碱度	pH	4.5～8.0（平均数为 6.0）	酸度增高：发热、糖尿病酸中毒、痛风、白血病、服用氯化铵等药物 碱度增高：严重呕吐、碱中毒、输血后、膀胱炎、服用碳酸氢盐等药物 尿液放置过久，细菌分解尿素，可以使酸性尿变为碱性尿
尿酮体	KET	阴性（-）	糖尿病酮症中毒时，尿酮体为强阳性反应。妊娠、子痫及各种原因造成的不能进食、呕吐、消化吸收障碍等，尿酮体可以为阳性至强阳性反应
尿胆原、胆红素	URO、BIL	阴性（-）	BIL 和 URO 是断定黄疸的两项指标，如果阳性提示黄疸，需要进一步查找黄疸的病因

附表 11.4　脑脊液、精液、前列腺液检查

检查项目	英文名称	参考值	临床意义
脑脊液常规	CSFRT	无色透明液体，不含红细胞，白细胞数极少，蛋白定性试验（−），葡萄糖半定性量试验为1～5管阳性，pH 7.3～7.6	中性粒细胞增多：各种感染性增多见于多种脑膜炎，非感染性增多见于中枢神经系统出血后、多次腰穿后、脑室造影、白血病波及肿瘤转移及脑血管栓塞 淋巴细胞增多，感染性增多见于多种脑膜炎。非感染增多见于药物性脑病，格林巴利综合征，急性播散性脑脊髓炎、脑膜结节病、多发性神经炎、动脉周围炎 脑脊液葡萄糖增高：常见于饱餐或静脉注射葡萄糖后、血性脑脊液、糖尿病、脑干急性外伤或中毒、早产儿或新生儿等 脑脊液葡萄糖降低：常见于急性化脓性脑膜炎、结核性脑膜炎、霉菌性脑膜炎、神经梅毒、脑瘤、低血糖等
精液常规		正常精液为乳白色粘稠液体，一次排出量为2.0～4.0ml，30分钟至1小时自行液化。pH 7.5～8.5，活动率>70%，活力优+良>50%，WBC<5个/HPF，RBC<5个/HPF	精子密度低或无精子，可见于生殖系统结核，非特异性炎症，流行性腮腺炎并发睾丸炎及某些先天性疾病，如睾丸发育不良，隐睾症等。此外大剂量射线、工业污染、多种药物亦可引起精子密度减低，前列腺炎症、精囊炎可影响精液量及精液凝固，液化性状。精液中大量白细胞并见红细胞者多见于生殖系统炎症、结核，大量红细胞者可见于外伤或肿瘤，如查见癌细胞则为诊断生殖系统癌极有意义
前列腺液常规		精子计数(100～200)×10⁹/L，乳白色液体，可见卵磷脂小体，WBC<10个/HPF，RBC<5个/HPF，可见精子	老年患者可检出前列腺颗粒细胞和淀粉样体。炎症时可见成堆脓细胞，如白细胞每高倍视野多于10～15个即可诊断为前列腺炎
谷丙转氨酶	ALT	0～45 U/L	人体常需的酵素，平时在血液中只微量存在，大部分在肝细胞中，及少量在其他器官。如果数值增高，有可能是肝炎、肝病、肝癌
谷草转氨酶	AST	0～45 U/L	人体常需的酵素，平时在血液中微量存在，大部分在肝细胞中，及少量在其他器官。如果数值增高，有可能是肝炎、肝病、肝癌或心肌梗死